LEÇONS

SUR LA

SYPHILIS VACCINALE

PAR

Alfred FOURNIER

PROFESSEUR A LA FACULTÉ DE MÉDECINE DE PARIS
MÉDECIN DE L'HOPITAL SAINT-LOUIS
MEMBRE DE L'ACADÉMIE DE MÉDECINE

Recueillies par

le Dr P. PORTALIER

PARIS

LECROSNIER ET BABÉ, LIBRAIRES-ÉDITEURS

23, PLACE DE L'ÉCOLE-DE-MÉDECINE

1889

LEÇONS

SUR LA

SYPHILIS VACCINALE

DU MÊME AUTEUR

Leçons sur la Syphilis, étudiée plus particulièrement chez la femme. 3e édition. 1 vol. in-8, 1889. (*Sous presse.*)

La Syphilis du cerveau. Leçons cliniques recueillies par E. Brissaud. 1 vol. in-8, 1879.

Syphilis et Mariage. Leçons professées à l'hôpital Saint-Louis. 1 vol. in-8, 1880.

La Syphilis héréditaire tardive. Leçons professées à l'hôpital Saint-Louis. 1 vol. grand in-8, 1886.

De l'ataxie locomotrice d'origine syphilitique (tabes spécifique). Leçons professées à l'hôpital Saint-Louis. 1 vol. in-8, 1882.

Leçons sur la période préataxique du tabes d'origine syphilitique. 1 vol. in-8, 1885.

Simulation d'attentats vénériens sur de jeunes enfants du sexe féminin.

Des glossites tertiaires (glossites scléreuses, glossites gommeuses).

Des lésions tertiaires de l'anus et du rectum (syphilome ano-rectal; rétrécissement syphilitique du rectum).

Notes sur les lésions des gaînes tendineuses dans la syphilis secondaire.

De la sciatique blennorrhagique.

De l'urémie (thèse d'agrégation).

Nourrices et nourrissons syphilitiques.

De la pseudo-paralysie générale syphilitique.

Prophylaxie publique de la syphilis.

COLLECTION CHOISIE DES ANCIENS SYPHILIOGRAPHES :

Fracastor. **La Syphilis (1530). — Le Mal français (1546).** Traduction et notes, par Alfred Fournier.

Jean de Vigo. **Le Mal français (1514).**

Jacques de Béthencourt. **Nouveau carême de pénitence et purgatoire d'expiation à l'usage des malades affectés du Mal français ou mal vénérien (1527).**

J. Fernel d'Amiens. **Le meilleur traitement du mal vénérien.** Traduction, préface et notes, par M. le docteur Le Pileur, médecin adjoint de Saint-Lazare.

1810-88. — Corbeil. Imprimerie Crété.

LEÇONS

SUR LA

SYPHILIS VACCINALE

PAR

Alfred FOURNIER

PROFESSEUR A LA FACULTÉ DE MÉDECINE DE PARIS
MÉDECIN DE L'HOPITAL SAINT-LOUIS
MEMBRE DE L'ACADÉMIE DE MÉDECINE

Recueillies par

le Dr P. PORTALIER

PARIS

LECROSNIER ET BABÉ, LIBRAIRES-ÉDITEURS

23, PLACE DE L'ÉCOLE-DE-MÉDECINE

1889

LEÇONS

SUR LA

SYPHILIS VACCINALE

Messieurs,

Je me propose de vous entretenir, dans une série de conférences, de ce qu'on a appelé la *syphilis vaccinale*, c'est-à-dire de la syphilis transmise par l'inoculation du vaccin.

Deux motifs m'ont incité à traiter cette question devant vous et à l'étudier dans tous les détails pratiques qu'elle comporte.

L'un, c'est la *sécurité inconsciente du danger* avec laquelle je vois parfois pratiquer l'inoculation vaccinale, sans préoccupation de la source qui a fourni le vaccin.

L'autre, c'est une impression toute personnelle, résultant de deux véritables catastrophes que j'ai sous les yeux en ce moment, à savoir de deux cas où, sous le couvert de la vaccine, la vérole s'est introduite au foyer de deux honnêtes familles, pour se terminer, dans l'une d'elles, par la mort d'une de ses victimes.

J'aurai l'occasion, au cours de ce qui va suivre, de vous relater *in extenso* ces deux cas, avec les diverses particularités qui s'y rattachent. Mais, dès ce moment et comme entrée en matière, laissez-moi vous en citer un sommairement. Je choisirai le plus simple et le plus bénin, celui qui se présente comme un véritable schéma des faits d'observation usuelle en pareille circonstance.

Une dame veuve, respectable mère de famille, est effrayée pour les siens plutôt encore que pour elle-même d'un décès par variole qui s'est produit dans la maison qu'elle habite. Elle demande à un jeune médecin de vouloir bien la revacciner, elle et ses deux filles, âgées de seize et dix-huit ans.

La vaccination est faite avec du vaccin en plaques, recueilli sur un tout jeune enfant du voisinage. Rien ne se produit sur les deux jeunes filles ni comme transmission vaccinale, ni comme contamination syphilitique. Mais, quatre semaines plus tard, leur mère — sur laquelle le vaccin avait également échoué — voit éclore sur l'un de ses bras une lésion singulière, lésion que l'on considère tout d'abord comme une « vaccine tardive », mais à laquelle un autre caractère doit bientôt être assigné, de par les signes objectifs, de par l'induration de sa base, de par une adénopathie axillaire nettement formulée. Nul doute. C'est bien un *chancre syphilitique* qui s'est produit là, sur l'une des piqûres vaccinales. Et, en effet, quelques semaines plus tard, à l'époque réglementaire, ce diagnostic se trouve péremptoirement confirmé par l'explosion d'accidents secondaires multiples, des mieux caractérisés. Puis succèdent, à des étapes diverses, plusieurs poussées de manifestations non moins évidemment spécifiques.

Ainsi, voilà une malheureuse femme qui, en vue de se préserver de la variole, a pris la syphilis par le vaccin. La syphilis, pour elle, a donc dérivé très manifestement — et cela au-dessus de toute contestation possible — d'une contamination vaccinale.

Tel est, Messieurs, un cas typique de syphilis vaccinale. Tel est le danger qui peut dériver de la vaccination, alors que le fluide dit préservateur est emprunté à une source impure. — Et tel est aussi le sujet qui va s'imposer à notre étude.

Partout ailleurs que dans cet amphithéâtre, je me garderais d'aborder un tel sujet. Car toutes les discussions que nous allons avoir à soulever sont de nature assurément à desservir la vaccine par le trouble, par l'alarme qu'elles peuvent jeter dans le public; et vous savez de reste que bien au contraire le devoir du médecin est d'appliquer tous ses efforts à répandre, à généraliser la vaccine pour ses inestimables bienfaits, à combattre toutes les préventions, tous les préjugés qui peuvent lui nuire, à écarter toutes les appréhensions susceptibles d'en retarder les progrès.

Mais, ici, la composition de l'auditoire qui m'honore de son attention est de nature à dissiper mes scrupules à cet égard. C'est qu'en effet je parle à des médecins ou à des élèves qui seront bientôt nos confrères, et je n'ai pas à craindre que le sens de mes paroles soit mal compris ou dénaturé.

D'ailleurs, n'est-ce pas le médecin plus que tout autre qui doit connaître la vérité, l'exacte vérité sur les dangers possibles de la vaccine, dans l'intérêt de ses clients comme dans le sien propre ?

Aussi bien, à l'exemple de Depaul, suis-je d'avis qu'en l'espèce comme en toute chose la vérité est préférable aux illusions de l'ignorance, et qu'il ne faut jamais reculer devant la démonstration d'un fait scientifique, quelles qu'en puissent être les conséquences (1).

Or, je déclare qu'en l'espèce le véritable danger est de tenir secrète ou d'atténuer la vérité.

J'insiste, et je dois insister, car d'éminents esprits se sont montrés contraires à cette manière de voir. On a dit que « la divulgation de la syphilis vaccinale mettait la vaccine *en péril ;* — qu'elle allait compromettre la foi du corps médical et du public dans cette bienfaisante pratique, dont elle entraverait la diffusion ; — qu'elle nous laisserait par suite exposés aux atteintes d'une ennemie cent fois plus redoutable que la syphilis, à savoir

(1) « ... Il faut bien l'avouer aujourd'hui, il n'est pas indifférent de prendre son vaccin sur un organisme sain ou sur un organisme contaminé. C'est cette proposition que nous avons le projet de développer, en nous occupant exclusivement de la possibilité de la transmission de la syphilis par la vaccination et des moyens qui peuvent nous faire éviter ce danger. *Notre intention est de ne rien taire de ce qui est arrivé à notre connaissance.* Nous sommes en toute chose partisan de la vérité et de la vérité tout entière, bien convaincu, d'ailleurs, que la vaccine a beaucoup plus à gagner qu'à perdre en mettant au grand jour des faits que tous les médecins doivent connaître. »

Depaul, Projet de rapport à présenter à son Exc. M. le Ministre de l'agriculture, du commerce et des travaux publics, au nom de la commission de vaccine. (*Bulletin de l'Académie impériale de médecine*, séance du 29 nov. 1864, t. XXX, 1864-1865, p. 136.)

la variole, la terrible variole ; — qu'elle nous ramènerait enfin aux temps de ces épidémies dont les siècles passés nous ont fourni de si effroyables exemples, etc. »

Pour moi, Messieurs, de telles appréhensions me paraissent singulièrement exagérées, et je les combattrais longuement, énergiquement, si elles n'étaient déjà condamnées par l'expérience. Qu'il me suffise donc, en deux mots, de vous dire ceci :

Si la syphilis vaccinale existe — et elle n'existe que trop, elle n'est que trop authentique, comme vous allez le voir, — il est essentiel qu'elle soit démontrée, enseignée, vulgarisée dans nos écoles ; et cela, pour la raison très simple qu'il faut tenir en garde les médecins contre les dangers auxquels ils exposeraient leurs clients, dans le cas où ces dangers leur seraient inconnus.

En second lieu, l'expérience s'est prononcée. La syphilis vaccinale a été ouvertement, officiellement constatée. Elle a donné lieu, dans plusieurs pays, à des discussions retentissantes. Eh bien, qu'est-il résulté de cela? Est-ce que la connaissance de la syphilis vaccinale a terrorisé public et médecins? Est-ce que la vaccine a été un seul instant délaissée? Non, que je sache. Le bon sens a partout réagi contre les exagérations, contre les craintes illégitimes, chimériques. La preuve en est que l'on vaccine et surtout que l'on revaccine aujourd'hui plus que jamais. La syphilis vaccinale n'a donc rien compromis. On ne s'en est pas effrayé au delà d'une juste mesure. Je dirai même que de nos jours on ne s'en effraye pas assez.

Que ce soit par insouciance ou par ignorance du danger, toujours est-il que, de nos jours même, on a plus d'une fois pratiqué la vaccination sans se préoccuper de la source d'où dérivait le liquide vaccinal. A preuve le fait que je vous citais à l'instant, comme tant d'autres dont j'aurai à vous parler. C'est même là, je le répète, le mobile principal qui m'a incité à reprendre cette question et à l'étudier devant vous avec détails, à la façon d'un sujet de pratique courante

I

Tout d'abord, Messieurs, au seuil même de cette étude, précisons un point primordial. La syphilis vaccinale est-elle bien authentique? Est-elle absolument démontrée en dépit de toutes les dénégations qui lui ont été opposées? Est-il, en un mot, définitivement établi qu'un sujet sain puisse recevoir la syphilis par l'intermédiaire d'un vaccin puisé à une source syphilitique ?

Oui, cent fois oui; et c'est la démonstration de ce fait qui doit nous occuper tout d'abord.

L'authenticité de la syphilis vaccinale repose sur deux ordres de preuves, à savoir : 1° des preuves cliniques, et 2° des preuves expérimentales.

I. — Les témoignages fournis par la clinique abondent et surabondent. En outre, je puis vous le garantir, ces témoignages sont pour la plupart des plus probants, des plus démonstratifs, des plus complets. J'aurai l'occasion de vous en citer bon nombre *in extenso* dans les divers chapitres qui vont suivre. Je puis donc vous demander de me faire crédit provisoirement d'une démonstration dont les éléments se dérouleront devant vous au cours de cet exposé, chacun à sa place.

Toutefois, comme j'aurais peut-être mauvaise grâce à vous engager dans le sujet actuel sans vous avoir fait juges par vous-mêmes de ce que j'appelais à l'instant l'authenticité *clinique* de la question, je tiens à placer immédiatement sous vos yeux un de ces cas qui sont de nature à forcer les convictions. A ce titre, je ne saurais mieux choisir que le suivant, où se trouvent accumulées toutes les garanties d'exactitude scientifique, soit eu égard à la notoriété des observateurs, soit en raison de la surabondance de preuves et de contre-épreuves qui y figurent.

Un jeune homme de vingt-sept ans, sans antécédents syphilitiques, est appelé à l'étranger près de son père affecté de variole. On lui conseille de se faire revacciner avant son départ. Dans ce but, il se présente à l'Académie de médecine, où il est inoculé, sur les deux bras, avec du vaccin pris sur un enfant âgé de six mois.

Des six piqûres qui lui sont faites, quatre fournissent une vaccine normale qui suit son cours régulièrement.

Les deux autres, qui avaient avorté, semblent entrer en évolution un mois plus tard et se convertissent alors en boutons croûteux, secs et brunâtres. Bien que surpris de ce développement tardif, notre jeune homme n'y attache aucune importance.

Six ou sept semaines s'écoulent sans nouvel incident.

A ce moment, mon savant collègue et ami, le Dr Millard, est consulté par le jeune homme en question, et constate sur lui divers symptômes se rattachant d'une façon indubitable à la syphilis et à une syphilis d'origine récente, à savoir :

Douleurs de tête violentes, à exaspération nocturne ; — douleurs vagues dans la poitrine (pleurodynie secondaire) ; — syphilide papulo-vésiculeuse des bras et du tronc ; — croûtes du cuir chevelu ; — adénopathie cervicale, etc...

L'origine de cette syphilis est alors minutieusement recherchée. Mais, d'une part, le malade nie tout antécédent spécial : « Il n'a jamais eu, affirme-t-il, ni chancre, ni lésion suspecte en aucun point du corps. » D'autre part, les sièges d'élection les plus habituels du chancre sont vainement passés en revue (organes génitaux, lèvres, langue, cavité buccale, etc.) ; l'existence récente d'un accident initial ne s'accuse sur aucune de ces régions ni par un stigmate quelconque, ni par un vestige d'adénopathie.

Mais, en revanche, on retrouve sur chaque bras une lésion offrant les caractères suivants :

Croûte épaisse, foncée, d'un noir verdâtre, recouvrant une ulcération, laquelle présente une base manifestement indurée.

En outre, on constate une adénopathie axillaire correspondante, sous forme de ganglions multiples, durs, indolents, formant une véritable pléiade.

Impossible, d'après cet ensemble de signes, de ne pas être fixé sur la nature des deux lésions. En toute évidence, ces deux lésions sont des *chancres*, des chancres *syphilitiques*. Et, non moins évidemment, ces chancres ont succédé à l'inoculation vaccinale dans le délai classique qui constitue l'incubation de la syphilis. Donc, en définitive, le malade est affecté de syphilis, et cette syphilis lui a été transmise par le vaccin.

Tel fut, en effet, le diagnostic immédiatement porté par M. Millard.

Ce diagnostic de notre éminent collègue n'avait nul besoin de contrôle, vous le pensez bien, pour être à juste titre accepté de tous. Aussi est-ce uniquement par respect pour l'exactitude historique que j'ajouterai ceci :

Le jour même où le malade avait été vu par M. Millard, il fut examiné tour à tour par MM. Hardy et Ricord, qui, tous deux, confirmèrent de tous points l'appréciation émise par M. Millard et sur l'existence de la syphilis, et sur l'origine de cette syphilis sous forme de chancres développés au siège même des piqûres vaccinales, et sur la relation incontestable de ces chancres avec l'inoculation vaccinale.

En sorte que, d'un accord unanime, tant les faits cliniques s'imposaient, tant l'évidence était formelle, ces trois médecins rapportèrent l'origine de cette syphilis au vaccin, et en firent une syphilis de *contamination vaccinale*.

Et ce n'est pas tout encore, Messieurs. Une contre-épreuve devait bientôt donner une confirmation éclatante à ce diagnostic.

Dans un but d'intérêt public, M. Millard publia dans tous ses détails l'observation que je viens de vous rapporter d'une façon sommaire (1). Naturellement on s'en émut. On s'en émut surtout à l'Académie. Car c'était l'Académie qui avait fourni le vaccin incriminé ; elle se trouvait donc moralement engagée dans l'affaire et scientifiquement responsable. Et alors, avec un empressement, un zèle qu'on ne saurait assez louer, Depaul, le directeur du service de la vaccine, se mit, le même jour, à la recherche des autres sujets qui avaient été vaccinés en même temps que le malade de M. Millard et avec le même vaccin. Il poursuivait un double but : d'abord, constater ce qui s'était produit chez ces divers vaccinés ; et, en second lieu, leur porter assistance au besoin.

Qu'allait révéler cette enquête? Un dilemme s'imposait : Ou bien les sujets inoculés avec le vaccin incriminé, avec le vaccin considéré comme coupable d'avoir transmis l'infection syphilitique au malade de M. Millard, seraient retrouvés sains, c'est-à-dire exempts de syphilis ; et, dans cette hypothèse, l'accusation portée contre le vaccin allait subir sinon une contradiction formelle, du moins une objection grave ; — ou bien ces mêmes sujets seraient retrouvés atteints de syphilis, et tous atteints d'une syphilis de même âge, d'une syphilis ayant débuté

(1) V. Millard, Observation de syphilis vaccinale communiquée à la Société médicale des hôpitaux, dans la séance du 22 novembre 1865. (*Bulletins et mémoires de la Société médicale des hôpitaux de Paris*, t. II, 2e série, 1865, p. 221 et suivantes. V. Pièces justificatives, note I.)

de la même façon, à savoir sur le bras, par un ou plusieurs chancres du bras. Et alors la lumière serait faite d'une façon éclatante; et alors la doctrine de la syphilis vaccinale allait recevoir d'un tel fait une confirmation décisive.

Eh bien, Messieurs, ce fut en ce dernier sens que la question se décida. Car, grâce aux registres administratifs de l'Académie, on put ouvrir et mener à bonne fin l'enquête projetée, qui aboutit aux résultats suivants (1).

Neuf enfants et plusieurs ouvriers de l'administration militaire du quai de Billy avaient été inoculés le même jour que le client de M. Millard avec le vaccin suspect.

Or, de ces neuf enfants, deux étaient déjà morts (et vraisemblablement morts de syphilis) au moment où l'enquête fut entreprise. Mais les sept autres purent être retrouvés. Ils présentaient tous à ce moment des accidents non douteux de syphilis; et, pour tous les sept, il put être nettement établi que cette syphilis avait débuté d'une façon indiscutable par des chancres des bras, chancres qui s'étaient développés au siège même des piqûres vaccinales et qui s'étaient accompagnés de l'adénopathie axillaire caractéristique.

Et de même pour trois des soldats qui furent examinés par M. Depaul à l'hôpital du Val-de-Grâce, où ils étaient entrés dans le service de M. le Dr Londe. Ces trois militaires, dont le billet d'admission portait comme diagnostic *Intoxication syphilitique détermi-*

(1) V. Séance de l'Académie impériale de médecine du 3 sept. 1867. Discussion sur la vaccination animale, discours de M. Depaul. (*Bulletin de l'Académie impériale de médecine*, 1866-67, t. XXXII, p. 1047 à 1057.)

née par une vaccination opérée à l'Académie, présentaient sur les bras, au siège même des inoculations du vaccin, des vestiges de chancres indurés. Chez tous, le corps était couvert de taches syphilitiques des plus évidentes.

Quant au vaccinifère, il était mort dès le lendemain du jour où il avait fourni du vaccin à l'Académie. On n'a pu avoir sur lui, non plus que sur ses ascendants, de renseignements formels. Cependant, lorsque sa mère, qui l'avait mis en nourrice dans le Midi, était allée le reprendre, elle l'avait trouvé « couvert de taches et de boutons; il présentait en outre quelques ulcérations aux aines et aux parties génitales ».

Que dire d'un tel fait, Messieurs, sinon qu'à lui seul il suffirait à imposer la conviction ?

Eh bien, nombre d'autres faits que je pourrais vous citer immédiatement, mais qui trouveront plus utilement leur place dans l'exposé qui va suivre, ne sont pas moins démonstratifs. En sorte que la syphilis vaccinale a, peut-on dire, ses *preuves cliniques*, qui sont au-dessus de toute suspicion, de toute contestation possible.

II. — Mais ce n'est pas tout. Nous avons mieux, vous ai-je dit, que des cas cliniques à produire à l'appui de l'authenticité de la syphilis vaccinale. Nous avons *un fait expérimental*, où l'inoculation vaccino-syphilitique a été réalisée dans un but de recherches scientifiques.

Et, en effet, il s'est trouvé un médecin un, « curieux

de la science », qui, voulant être fixé définitivement sur cette question de la syphilis vaccinale, s'est bravement choisi lui-même comme sujet à expérience et, de ce chef, a abouti, comme vous allez le voir, à s'inoculer la syphilis. Saluons au passage son généreux dévouement.

Voici ce fait, Messieurs, fait qu'il faut connaître et enregistrer en vos souvenirs à double titre ; car, d'une part, il contient la démonstration expérimentale de la syphilis issue du vaccin, et, d'autre part, il établit une fois de plus combien il convient d'être réservé sur les résultats à déduire des inoculations, alors surtout que ces résultats sont d'ordre négatif. Vous allez me comprendre.

Le Dr Cory, l'un des deux directeurs de l'*Institut de vaccination animale* de Londres, n'avait jamais observé, en dépit de sa grande pratique, un seul fait de syphilis vaccinale. De telle sorte qu'il en était arrivé à tenir en suspicion l'authenticité de la contagion vaccino-syphilitique.

Il résolut d'élucider cette question, et il entreprit à cet effet, *sur lui-même*, une série d'expériences.

Disons au préalable qu'il avait trente-huit ans, qu'il avait été vacciné et revacciné, et qu'il n'avait jamais eu la syphilis.

Une première fois, en 1878, il choisit un enfant de huit mois, incontestablement syphilitique de naissance, mais ne présentant aucun symptôme actuel de cette affection. Cet enfant venait d'être vacciné. Notre confrère recueillit sur lui du vaccin bien pur, non mêlé de sang, et se l'inocula.

Le résultat de cette première expérience fut le développement pur et simple d'une vaccine régulière, sans le moindre accident actuel ou consécutif ayant trait à la syphilis.

L'année suivante, 1879, seconde expérience. Le Dr Cory fit choix cette fois d'un enfant âgé de près de trois mois, et en puissance de syphilis active (syphilides cutanées et coryza). Avec une goutte de liquide vaccinal recueilli sur cet enfant (toujours de façon à éviter tout mélange avec le sang) une nouvelle inoculation fut pratiquée sur le bras de notre courageux confrère.

Résultat encore absolument négatif. Pas de phénomène vaccinal. Pas d'accident syphilitique.

Deux ans après, en 1881, troisième expérience semblable, pour laquelle le vaccin fut pris sur un enfant de quatre mois et demi, syphilitique, cachectique, affecté de roséole, de plaques muqueuses de la bouche, de plaques muqueuses du nez, etc.

Résultat, cette fois encore, absolument négatif.

N'est-il pas vrai, Messieurs, qu'après les résultats négatifs de ces trois expériences, notre confrère avait bien quelques droits à se déclarer satisfait? Certes, un observateur moins tenace et moins consciencieux que lui eût pu se croire autorisé à conclure et eût conclu à la non-existence de la syphilis vaccinale. Eh bien, lui, le Dr Cory, ne fut pas encore convaincu, et il résolut de tenter une quatrième épreuve.

Celle-ci eut lieu le 6 juillet 1881. Trois inoculations furent pratiquées avec le vaccin (toujours exempt de toute trace de sang) d'un enfant âgé de près de trois mois, dûment syphilitique, et actuellement affecté d'accidents spécifiques (syphilides sur un bras, ulcérations des narines, etc.).

Tout d'abord, *rien*, comme résultat initial.

Mais, le vingt et unième jour (26 juillet), apparaissaient sur le bras du Dr Cory deux petites papules sèches, qui peu à peu s'accrurent, puis devinrent humides et se couvrirent enfin de croûtes. Au-dessous de chacune de ces croûtes existait une petite ulcération. — Bientôt après survint de l'adénopathie axillaire.

Puis, à quelque temps de là, invasion d'un malaise général. Et enfin, le 31 août, apparition sur le corps d'une roséole absolument caractéristique.

Et tout cela, Messieurs, se passant en public, *coram populo;* et tous les divers résultats de ces expériences vus, suivis, constatés par les sommités médicales de Londres (Hutchinson, Humphry, Bristowe, etc.) (1). En sorte que rien ne manque à la démonstration.

(1) *On Dr Cory's experiments in vaccinating himself from syphilitic children* (Sur les expériences du Dr Cory, qui s'est inoculé le vaccin d'enfants syphilitiques). — *Medical report of the Local Government Board*, 1882-1883; London, 1883, p. 46.

Revue d'hygiène et de police sanitaire, septième année, 1885, Paris, Masson, p. 170; traduction et résumé du mémoire original par le Dr Vallin, membre de l'Académie de médecine, médecin principal de première classe, etc.

« M. le Dr Cory, l'un des deux directeurs de l'Institut de vaccination animale de Londres, n'avait jamais observé, soit dans sa pratique, soit dans celle de ses confrères, un seul cas de syphilis vaccinale. Il se demandait si ce résultat était dû à l'exécution rigoureuse des instructions officielles, recommandant de ne jamais employer le vaccin d'un enfant suspect de syphilis, ou s'il fallait en tirer cette conclusion que le vaccin d'un syphilitique est incapable de transmettre la syphilis. Il entreprit de faire des expériences sur lui-même. Voici le résumé de son observation :

« Il est âgé de trente-huit ans; n'a jamais eu la syphilis; vacciné dans son enfance, revacciné à vingt ans, puis à trente ans en Allemagne. Depuis ce temps, il s'est inoculé quatre fois le vaccin d'enfants syphilitiques.

« La première fois, en 1878, il prit le vaccin, parfaitement pur de

Voilà donc, en toute évidence, un cas de syphilis *vaccinale* aussi authentique, aussi indéniable, aussi irréfu-

toute trace de sang, sur un enfant de huit mois, très émacié, incontestablement syphilitique, « mais n'ayant au moment de la vaccination aucune éruption ni aucun symptôme évident de syphilis active ». Le vaccin inoculé se développa régulièrement chez M. Cory; aucun accident syphilitique.

« Le 5 novembre 1879, nouvelle vaccination avec du vaccin pur, pris sur un enfant de quatre-vingt-cinq jours, ayant des taches syphilitiques, un coryza spécifique, et suivant depuis quatre jours seulement un traitement mercuriel. — Ni vaccination, ni accidents syphilitiques.

« Troisième tentative le 11 mai 1881. L'enfant, âgé de quatre mois et demi, avait une roséole, des plaques muqueuses de la bouche et du nez, l'aspect cachectique. — Ni vaccination ni syphilisation. — Nous ferons toujours remarquer que l'enfant suivait depuis six semaines un traitement mercuriel, et que, le 7 juin, il n'avait plus aucune lésion syphilitique appréciable.

« Enfin, une quatrième expérience, faite le 6 juillet 1881, eut un tout autre résultat, et transmit la syphilis à M. Cory. L'enfant, âgé de quatre-vingt-quatre jours, avait une forte éruption sur le bras et des ulcérations des narines au moment de la vaccination. Il n'y avait pas de taches au voisinage des pustules de vaccine, sur lesquelles on recueillit, non sans peine, une sérosité parfaitement limpide, exempte de toute trace appréciable de sang. Ce vaccin fut inséré à la lancette et par trois piqûres sur l'avant-bras gauche de M. Cory. — Le lendemain, les piqûres sont entourées d'une petite aréole inflammatoire qui décroît dès le jour suivant; elles avortent et sont tout à fait guéries le septième jour. — Mais, le vingt et unième jour après l'inoculation (26 juillet), le Dr Cory remarqua au niveau de deux piqûres de la rougeur et une petite papule légèrement douloureuse; ces papules grossirent jusqu'au treizième jour (4 août); elles devinrent humides, puis se recouvrirent d'une petite croûte.

« Le 11 août, on trouva sous la croûte une petite ulcération.

« M. Cory fit voir son bras à l'Association médicale britannique réunie à Ryde, et MM. Humphry et Hutchinson n'hésitèrent pas à considérer ces lésions comme syphilitiques. On excisa alors le pli de peau portant ces petites tumeurs, à la fois pour prévenir l'infection syphilitique générale et pour faire l'examen histologique; la plaie fut suturée avec des aiguilles, et l'on fit un pansement antiseptique. Au bout de huit jours, les plaies étaient sèches, mais les cicatrices devinrent dures, douloureuses; gonflement douloureux des glandes de l'aisselle; malaise général; douleur au milieu du sternum. — On commence le traitement mercuriel (pilules bleues) le 25 août. — Le 30 août, gonflement des glandes du cou et mal de gorge; — le 31, roséole syphilitique très caractéristique sur le front, les tempes, le cou, la paroi abdominale.

« MM. Bristowe, Humphry, J. Hutchinson, E. Ballard tirent de l'observation du Dr Cory les conclusions suivantes :

« Le vaccin recueilli sur un syphilitique, même quand il ne contient aucune trace de sang, est susceptible de transmettre la syphilis. — Cette

table que possible. Voilà un cas devant lequel les plus difficiles et les plus incrédules n'ont qu'à s'incliner.

Conclusion bien légitime : *La syphilis d'origine vaccinale est cliniquement et expérimentalement démontrée.*

II

Si le vaccin est susceptible de transmettre la syphilis, c'est là un fait d'où doivent naturellement dériver des conséquences nombreuses et diverses, dont les unes se laissent entrevoir du premier coup, mais dont quelques autres ne ressortent, au moins quant à leur importance, quant à leur gravité réelle, que d'une connaissance approfondie de la question.

Ces conséquences, je veux vous les signaler tout aussitôt, pour bien vous convaincre du haut intérêt pratique de la question qui nous occupe.

De ce qui précède il résulte d'abord et en toute évidence que, d'une façon générale, un danger réel et sérieux se trouve contenu dans la vaccination. Et ce danger, à coup sûr, est bien de nature à éveiller notre sollicitude pour quantité de raisons, car :

1° Chaque individu est destiné à subir une ou plusieurs

transmission n'a pas lieu cependant fatalement dans tous les cas. — Quand la syphilis est ainsi transmise par inoculation, la première manifestation de la syphilis a lieu au niveau des points inoculés. — Il faut donc se garder de recueillir du vaccin non seulement sur un enfant syphilitique, mais encore sur un enfant atteint d'une affection de la peau qui soit le moindrement suspecte. » — P.

fois dans sa vie l'inoculation vaccinale. Donc le danger de la syphilis vaccinale est encouru par tout le monde une ou plusieurs fois au cours de l'existence ;

2° La diffusion excessive et toujours croissante de la syphilis dans les sociétés modernes ne fait et ne fera qu'accroître numériquement les risques de ce danger ;

3° La syphilis qui frappe les tout jeunes sujets (c'est-à-dire qui envahit l'organisme à l'âge habituel où se pratique la vaccination) est particulièrement grave, chacun le sait, et grave au point de se terminer d'une façon fatale en maintes occasions.

Etc., etc.

Que nous voici loin, en conséquence, avec de telles éventualités en perspective, de cette heureuse époque où l'on considérait comme une impossibilité matérielle, comme une « monstruosité » la transmission de la syphilis par le vaccin ! Que nous voici loin de cet âge d'or où la vaccine était représentée comme « une vierge immaculée et immaculable », conservant toujours sa pureté et son autonomie, incapable, *au nom des principes*, de communiquer quoi que ce soit d'autre que la vaccine, etc. (1) ; où l'Académie elle-même, dans une

(1) Quelques citations ne seront pas ici superflues.

« Le vaccin est toujours *sui generis;* il se renouvelle indépendamment des circonstances maladives de l'individu sur lequel il est inoculé. Je l'ai développé sur des sujets dartreux, vénériens, galeux ; je l'ai repris sur ceux-là pour l'inoculer à des sujets parfaitement sains, et je n'ai pas reconnu qu'il ait produit sur eux le plus léger symptôme d'affection dartreuse, *syphilitique* ou psorique. » (Husson, *Recherches historiques et médicales sur la vaccine*, 1803, 3e édit., p. 326.)

« On a pris nombre de fois, par ignorance et quelquefois à dessein, du vaccin sur des enfants atteints de syphilis. Qu'est-il arrivé ? Le vaccin s'est toujours reproduit *dans toute sa pureté* et sans causer aucun accident qui pût faire soupçonner la source impure où on l'avait puisé.

« Qu'on se persuade donc bien que, de la même manière que le virus

circulaire à ses médecins départementaux, confirmait ces illusions dangereuses (1) !

Illusions, ai-je dit, car cette sécurité parfaite des anciens jours ne reposait en définitive que sur l'ignorance d'un danger (2). Et voici que tout au contraire la science

de la rage ne peut donner que la rage, le virus de la syphilis la syphilis, etc., de même aussi le virus vaccin ne saurait communiquer que la vaccination toute seule, sans complication, sans mélange d'aucune espèce, ni bon, ni mauvais. » (Bousquet, *Traité de la vaccine*, 1833, p. 86.)

« ... Il en est du virus vaccinal comme de tous les autres virus ; il ne s'associe jamais aux vices constitutionnels de l'individu. — La pustule vaccinale est uniquement le produit du virus vaccinal. C'est une production morbide qui ne dépend que de ce produit seul. Il serait tout aussi absurde de croire qu'en inoculant la lymphe vaccinale prise d'un syphilitique on donnerait la syphilis à l'inoculé, qu'il le serait de prétendre qu'en inoculant le pus d'un chancre d'un individu qui aurait en ce moment de belles pustules vaccinales, on pourrait donner la vaccine à l'individu inoculé. » (Steinbrenner, *Traité de la vaccine*, 1846.)

« Un grand nombre d'enfants atteints de gale, de scarlatine, de rougeole, de varicelle, de varioloïde, de variole, ont fourni un vaccin qui n'a jamais communiqué aucune de ces maladies contagieuses. Il en a été de même pour le vaccin pris sur des sujets atteints de rachitis, de scrofules, de *syphilis*, etc... » (Guersant et Blache, art. *Vaccine* du Dictionn. de méd., t. XXX, p. 414, 1846.)

« Je ne pense pas que la pustule vaccinale puisse contenir, outre le liquide qui lui est propre, le germe ou le principe générateur d'une autre maladie, comme la *syphilis*. » (Chomel.)

« ... Une syphilis issue directement ou indirectement de la vaccine paraît quelque chose d'inouï et de *monstrueux* ; cela choque le bon sens et les notions les plus élémentaires de la pathologie... Il y a dans toutes les sciences des règles, des *principes*... Or, un des principes les mieux établis en matière de contagion, c'est que les virus nés de semences se perpétuent par génération. Il n'y a pour eux ni promiscuité, ni croisement. Chacun a sa constitution qui lui est propre, sa nature, son individualité... Je tiens ces principes pour vrais, pour certains ; et c'est en leur nom que je déclare sinon impossible, du moins très invraisemblable la transmission de la syphilis par la vaccine... On parle de faits d'inoculation de la syphilis à l'occasion de la vaccine. Comment dire à un observateur que ce qu'il assure avoir vu, il ne l'a pas vu ? Tout le monde n'a pas la finesse d'esprit de Fontenelle, répondant à une personne qui lui racontait les choses les plus incroyables : Puisque vous le dites, je le crois ; si je l'avais vu, j'en douterais. » (Bousquet, *Bulletin de l'Académie impériale de médecine*, séance du 7 mars 1865.) — P.

(1) *Instruction sur la vaccine*, Paris, 1830. — Cette instruction fut envoyée à tous les vaccinateurs du royaume.

(2) Cette *sécurité* était telle qu'à l'Académie de médecine la *récolte*

contemporaine se trouve amenée à jeter un cri d'alarme et à dire : Prenez garde, car la vaccine cache un péril ; prenez garde, car tout vaccin emprunté à une source syphilitique créera un risque de contamination pour le sujet auquel il sera inoculé.

Et ce n'est pas tout. Car, en second lieu, les dangers individuels du vaccin se convertissent parfois en un danger *public*.

C'est qu'en effet certaines conditions toutes spéciales tendent presque fatalement à disséminer la contagion vaccinale, à la répercuter, à la propager par une série de ricochets. En d'autres termes et plus clairement, il est assez rare qu'un vaccin syphilitique ne fasse qu'une victime. D'ordinaire, il fait *plusieurs victimes*, et il peut en faire un grand nombre.

du vaccin qui devait servir aux vaccinations officielles était confiée ou plutôt abandonnée à un *simple employé des bureaux!* C'est M. Blot lui-même qui nous a révélé ce fait, et cela dans un discours à l'Académie. Voici ses propres paroles :

« ... Comment croyez-vous qu'est recueillie une grande partie du vaccin qui sert à l'Académie ? A quelles sources pensez-vous qu'on aille le puiser ? Par quelles mains cette récolte si importante est-elle faite ?

« Jusqu'en ces derniers temps, voici comment les choses se pratiquaient. On vaccinait ici deux, trois, quatre ou cinq enfants *envoyés par la surveillante* du service de la clinique d'accouchement... Au bout de huit jours on allait à l'hôpital recueillir ce que chacun de ces enfants avait pu produire de liquide vaccinal. Or, Messieurs, qui, croyez-vous, allait faire cette récolte, dont le produit devait servir à nombre d'autres enfants, soit à l'Académie, soit à Paris, soit en province ? M. le Directeur de la vaccine peut-être ? Jamais. A son défaut, M. le Sous-Directeur ? Pas davantage. Eh bien alors, direz-vous, un des membres de la Commission permanente de vaccine ? Pas du tout. Alors quelque jeune médecin distingué ou tout au moins un interne ? Vous n'y êtes pas davantage. C'était... un *simple employé des bureaux de l'Académie*, un vieillard valétudinaire, complètement étranger à l'art de guérir, et de plus atteint de tremblement sénile !

« Je n'ai pas besoin de dire si ce brave homme était capable de choisir les sujets, d'examiner et d'interroger les mères. En tout cas, en eût-il été capable, il ne s'en inquiétait nullement, etc. » (*Bulletin de l'Académie impériale de médecine*, 1864-65, t. XXX, p. 285.) — P.

Comment cela? En vertu de ce que je viens d'appeler les conditions spéciales de propagation, de dissémination du contage vaccino-syphilitique.

Quelles sont donc ces conditions? Il en est au moins trois principales, que je dois spécifier, afin de vous bien montrer dès l'abord toute l'importance du sujet actuel. Les voici :

I. — Le vaccin est chose précieuse, que l'on se partage quand on en dispose. Non pas, à coup sûr, que ce soit chose rare, puisque tous les enfants (ou bien peu s'en faut) reçoivent la vaccine dès les premiers mois de la vie. Mais tous les vaccinés sont loin de servir de vaccinifères, surtout dans les classes bourgeoises et aristocratiques. Il est peu de mères qui, venant de faire vacciner leur enfant, consentent à ce qu'on prenne du vaccin sur lui. Aussi bien, sauf exceptions assez rares, n'est-il guère d'autres vaccinifères que ceux que l'on paye. A preuve ce qui se passe dans les mairies, ce qui se passe à l'Académie, où les parents qui laissent prendre du vaccin sur leur enfant reçoivent une certaine gratification pécuniaire.

De là suit qu'en général, voire presque invariablement, un seul vaccinifère sert à vacciner plusieurs individus. On est trop heureux, et cela dans les campagnes plus encore que dans les villes, d'avoir du vaccin pour n'en pas faire bénéficier ses amis et connaissances, sa clientèle, toute une série d'individus.

Somme toute, les vaccinations et surtout les revaccinations se font ainsi le plus souvent *par fournées*, passez-moi l'expression. Or, voyez quelle peut être la conséquence d'une telle pratique.

Supposez un vaccinifère affecté de syphilis. On inocule son vaccin, susceptible de transmettre la syphilis, à 5, 8, 10, 15 personnes, voire parfois à un plus grand nombre. Donc, tout ou partie de cette *fournée* pourra recevoir la syphilis de ce vaccin.

Théoriquement, cela doit être, et il est impossible que cela ne soit pas. Pratiquement, cela s'est-il produit? Certes oui, et les cas abondent où ce mode de transmission de la syphilis s'est exercé par véritables fournées vaccinales.

Comme exemples, je n'aurai que l'embarras du choix pour vous convaincre. Rappelez-vous d'abord le cas de M. Millard, où, sur neuf enfants absolument sains, inoculés le même jour, avec le même liquide vaccinal impur, sept furent retrouvés en puissance de syphilis.

Mais il y a plus.

A Coblentz, au cours d'une épidémie de variole, un vétérinaire, disposant de vaccin, se croit autorisé à pratiquer des vaccinations et des revaccinations. Sur vingt-quatre sujets qu'il inocule, *dix-neuf* contractent la syphilis (1).

(1) En 1850, le 3 avril, paraissait à Berlin (*Medizinische Zeitung*, 3 avril 1850) un article signé Wegeler, dans lequel on constate que dix familles se firent revacciner et qu'à la suite de ces revaccinations, opérées du 14 au 15 février 1849, dix-neuf individus sur vingt-quatre furent reconnus atteints de syphilis. Le vétérinaire B..., auteur de ces revaccinations, fut poursuivi devant les tribunaux et condamné à deux ans de prison et à une amende de 50 thalers. (De la transmission de la syphilis par la vaccination, par le Dr Alex. Viennois. *Arch. générales de médecine*, juin 1860, t. XV, p. 644. — V. Pièces justificatives, note II.) — P.

A Rivalta, une fournée de quarante-six enfants est inoculée avec le vaccin d'un enfant syphilitique. De ces quarante-six enfants, *trente-neuf* sont infectés de syphilis (1).

En Algérie, *cinquante-huit* soldats d'un régiment de zouaves furent, dit-on, infectés de la sorte par un vaccin impur (2).

Voilà — et tout commentaire serait superflu, je pense, après de tels chiffres — ce que peut produire la communauté, le partage du vaccin.

(1) Le 2 juin 1861, 46 enfants (première série) sont inoculés en une seule séance, à Rivalta (province d'Acqui), avec le vaccin d'un même vaccinifère reconnu plus tard comme syphilitique. Tous ces enfants étaient sains. Dix jours après, le 12 juin, 17 autres enfants (deuxième série) sont vaccinés avec le liquide provenant de l'un des 46 enfants de la première série. Or, 39 enfants sur les 46 de la première série et 7 enfants sur les 17 de la seconde reçurent la syphilis par l'intermédiaire de ce vaccin (chancres au bras). — Sept enfants sur les 39 premiers succombèrent aux suites de la maladie.

Sept mères de ces enfants furent secondairement infectées par leurs nourrissons (chancres des seins). — (Relation de l'épidémie de syphilis vaccinale de Rivalta. *Gazetta medica italiana* du 4 nov. 1861. Traduction et résumé par le Dr Jaccoud, *Gaz. hebd.*, 6 déc. 1861, p. 780. — V. Pièces justificatives, note III.) — P.

(2) Le 30 décembre 1880, cinquante-huit soldats du 4e régiment de zouaves, en garnison à Alger, furent inoculés, à l'hôpital du Dey, avec le vaccin de l'enfant d'une femme espagnole. Consécutivement, chez tous, chancres syphilitiques des bras, confirmés par l'apparition d'accidents secondaires classiques. (*Journal d'hygiène*, 1881, p. 399. — V. Pièces justificatives, note IV.)

Bien d'autres faits de ce genre pourraient être cités. On en trouvera un grand nombre dans la célèbre discussion qui s'éleva en 1864-1865 à l'Académie de médecine, relativement à la syphilis vaccinale.

Les comptes rendus de cette discussion mémorable, dont le point de départ fut un très remarquable rapport de Depaul et à laquelle prirent part nombre des illustrations de l'Académie (MM. Ricord, H. Blot, Jules Guérin, Trousseau, Devergie, Briquet, Bouvier, Bousquet, Gibert), constituent une mine inépuisable en documents de tout genre sur la question qui nous occupe. Il faudrait les citer à tout propos et presque sur tous les points que nous aurons à mettre en discussion dans ce qui va suivre. Qu'il me suffise, une fois pour toutes, de déclarer que j'y ai fait de nombreux emprunts, ne pouvant m'inspirer à meilleure école.

II. — Second point : le vaccin n'est pas seulement chose qu'on se partage, c'est aussi chose qu'on se transmet. Le vaccin est essentiellement matière à transmission. Il ne se perpétue, en tant que vaccin humain, que par une chaîne ininterrompue de transmissions successives.

De huit en huit jours, les générations humaines se sont transmis le vaccin depuis Jenner.

Or, voyez encore ce qui peut résulter de là : Un enfant, né sain, est vacciné et reçoit la syphilis du liquide vaccinal avec lequel on l'inocule. Huit jours après, cet enfant est appelé à servir de vaccinifère, c'est-à-dire à fournir son vaccin à d'autres sujets. Que va-t-il se produire, ou que peut-il se produire?

C'est que le vaccin de cet enfant, infecté lui-même par le vaccin, est susceptible d'infecter toute une série nouvelle de vaccinés.

Donc, un ou plusieurs sujets pourront recevoir de lui la syphilis *de seconde main*, si j'ose ainsi parler, et cela toujours *du fait du vaccin*.

Eh bien, cette variété de contagion *par ricochet* s'est-elle produite? Oui. Ainsi, à Rivalta, un des 39 enfants infectés par le vaccin servit à son tour de vaccinifère pour 17 autres enfants. Or, de ces 17 enfants, *sept* reçurent de lui la syphilis.

Voyez-vous déjà, Messieurs, par ce qui précède, la syphilis vaccinale s'élever au rang d'un véritable danger public? La syphilis est introduite à Rivalta par le vaccin, et 39 enfants sont infectés du premier coup; puis un de ces 39 enfants en infecte vaccinalement 7 autres. —

Additionnons : cela ne fait pas moins de 46 victimes! Et les choses s'en sont-elles tenues là?

III. — Mais ce n'est pas tout encore. Car reste à intervenir un troisième et non moins important facteur de propagation, de dissémination de la syphilis, celui-ci d'un ordre tout différent.

Bien des fois déjà j'ai appelé votre attention sur ce point, que la syphilis infantile est particulièrement féconde en ricochets de contagion. Très positivement la syphilis d'un nouveau-né est merveilleusement faite pour engendrer autour d'elle d'autres syphilis, par une cascade de contaminations de proche en proche. C'est là une particularité sur laquelle je me suis longuement étendu en vous faisant l'histoire, ces dernières années, de la syphilis des nourrices et des nourrissons, et qu'il me suffira conséquemment de vous rappeler aujourd'hui (1).

De la sorte, il est absolument fréquent, par exemple, que, d'abord, un nourrisson syphilitique transmette la syphilis à sa nourrice, voire à plusieurs nourrices, si, pour un motif quelconque, il est changé de sein.

En second lieu, il n'est pas moins commun que cette nourrice ou ces nourrices transmettent l'infection :

1° Soit à leurs propres enfants;

2° Soit à des nourrissons étrangers;

3° Soit à leurs maris.

Puis, encore, ces nourrissons infectés pourront de-

(1) V. *Nourrices et nourrissons syphilitiques*, Paris, 1878, A. Delahaye.

venir pour d'autres nourrices l'origine de contagions nouvelles.

Puis, enfin, tous ces divers enfants pourront communiquer la maladie aux diverses personnes de leur entourage, à leurs parents, à leurs frères ou sœurs, à leurs gardes, à leurs bonnes, etc., et cela soit par contagion directe, soit même par contagion médiate, c'est-à-dire par l'intermédiaire d'ustensiles de ménage, d'objets de toilette, etc. C'est ainsi, à n'en citer qu'un exemple, que j'ai vu, dans un très honnête ménage, la syphilis d'un enfant nouveau-né, infecté par sa nourrice, irradier sur *tous* les membres de cette famille, à savoir : sur la mère, sur la grand'mère, sur deux toutes jeunes bonnes, et finalement sur le père (1).

Eh bien, pour en revenir à notre sujet, qu'est-ce donc que la syphilis vaccinale du nouveau-né, sinon une branche de la syphilis infantile? Elle aussi, en conséquence, comporte ces mêmes dangers, c'est-à-dire cette même faculté d'expansion, d'irradiation. Elle aussi produit ces contagions surprenantes par ricochets successifs. Si vous en doutiez, l'observation suivante serait à coup sûr de nature à vous convaincre. Je l'emprunte au Dr Adelasio.

Six enfants sont inoculés avec le même vaccin. Sur ces 6 enfants, *cinq* reçoivent la syphilis de ce vaccin.

Or : I. — Le premier de ces cinq enfants infecte :

(1) *Contagion syphilitique introduite dans une famille par une nourrice. Épidémie de famille; sept victimes* (*Gaz. hebdom. de méd. et de chir.*, 11 nov. 1887).

1° Sa mère;

2° Une nourrice à qui on le confie, et qui, à son tour, infecte son nourrisson et un second enfant qu'elle allaite par hasard;

3° Une deuxième nourrice;

4° Sa sœur (celle-ci, probablement par l'intermédiaire d'une cuiller commune).

II. — Le deuxième enfant infecte sa mère, laquelle infecte son mari.

III. — Le troisième enfant infecte sa mère, laquelle infecte son mari.

IV. — Le quatrième enfant infecte :

1° Sa mère, laquelle infecte son mari;

2° Son frère, qui, se servant de la même cuiller, contracte un chancre de la lèvre.

V. — Enfin le cinquième enfant infecte :

1° Sa nourrice;

2° Le fils de cette nourrice, par un instrument de ménage;

3° Sa mère, laquelle infecte à son tour : 1° une fille nouvellement née; — 2° son mari (1).

Additionnons, et nous trouvons ceci comme total :

Dix-huit ricochets de syphilis vaccinale, c'est-à-dire

(1) C'est à Torre de Busi, dans les environs de Bergame, que fut observée, en mai 1862, cette épidémie de syphilis vaccinale.

Le Dr Adelasio en fit un rapport au Conseil de santé de Bergame, en mars 1863.

Sur les cinq enfants infectés, trois moururent des suites de leur syphilis. Un quatrième enfant (l'une des dix-huit victimes des contagions par ricochets) mourut également des suites de ce mal.

Extrait de la communication faite au Congrès médical de Lyon, le 30 sept. 1864, par le Dr Alexandre Viennois. (V. Pièces justificatives, note V.) — P.

dix-huit cas de syphilis dérivant de cinq cas de syphilis contractée par la vaccine!

Ici, encore, inutile d'insister, n'est-il pas vrai? Car de tels chiffres sont plus éloquents que tout commentaire.

III

Je viens de vous montrer, Messieurs, que trois conditions spéciales peuvent tendre, chacune pour sa part, à disséminer, à accroître les dangers de la syphilis vaccinale.

Or, supposez maintenant ces trois conditions réunies, combinées, associées; c'est-à-dire, supposez :

1° La transmission d'un vaccin impur se faisant à toute une série d'enfants;

2° La transmission du vaccin d'un de ces enfants infectés s'opérant à une série nouvelle de vaccinés;

3° Des ricochets de contagion s'exerçant de nourrissons à nourrices; — de nourrices à nourrissons; — de nourrissons à d'autres enfants ou aux personnes qui leur servent de gardes; — de femmes à maris, etc., etc.

Supposez enfin que ces contagions multiples, au lieu de sombrer inaperçues dans une grande ville où la dispersion des cas ne permet pas d'en suivre l'enchaînement, se concentrent, s'accumulent dans une petite localité telle qu'un village; et voyez si cet ensemble de circonstances n'aboutira pas à constituer une véritable ÉPIDÉMIE de syphilis.

Épidémie de syphilis, ai-je dit, oui, et le mot, en vérité, n'a rien de déplacé ni d'exagéré, étant donnée l'apparition subite, presque simultanée, d'une même maladie sur un grand nombre d'individus, sur une partie de la population d'un village ou d'un canton. Dirait-on autrement si, au lieu de la syphilis, il s'agissait de la rougeole, de la grippe, des oreillons, de la diphthérie?

Eh bien, des épidémies de ce genre ont-elles été jamais réalisées par la syphilis vaccinale? Oui; et non pas seulement une fois, mais plusieurs fois, et cela en divers pays, et cela chez nous même. Et ce n'est pas là, à coup sûr, une des particularités les moins curieuses de notre sujet actuel que de voir l'infection vaccino-syphilitique nous présenter la syphilis sous la forme *épidémique*.

Ainsi, plusieurs fois on a vu de petites localités, des villages, où la vérole était pour ainsi dire inconnue, être subitement envahis, infestés par ce mal à la suite d'une vaccination malheureuse. Quelques-unes de ces épidémies sont restées tristement célèbres dans l'histoire. Telles sont surtout celles de Rivalta, de Crémone, de Lupara, du Morbihan, etc.

La plus fameuse entre toutes est celle de Rivalta, petite localité de l'arrondissement d'Acqui, province d'Alexandrie. Elle se produisit en 1861. — En voici le résumé très sommaire.

Quarante-six enfants sont vaccinés avec le vaccin d'un enfant syphilitique. Sur ce nombre, trente-huit contractent la syphilis par infection vaccinale.

Un de ces trente-huit enfants sert à vacciner dix-sept autres enfants, sur lesquels sept sont infectés de la même façon.

Puis surgissent les ricochets de contagion, s'exerçant des enfants infectés sur leurs mères qui, pour la plupart, sont en même temps leurs nourrices. Ainsi l'on ne compta pas moins de sept mères infectées par leurs enfants.

Bref, au bout d'un certain temps, dans un petit village où la syphilis était restée presque inconnue jusqu'alors, cinquante-deux personnes se trouvèrent empoisonnées de syphilis par une série de contagions originairement issues de la vaccine; — et, six mois plus tard, on enregistrait déjà sept morts! (1).

Et de même pour d'autres épidémies analogues, toutes plus ou moins chargées de contaminations de même origine (2).

(1) V. Pièces justificatives, note III.

(2) Les épidémies de syphilis vaccinale auxquelles il est fait allusion ici, pour ne citer que les principales, sont celles de Sospiro et de Crémone rapportées par Cérioli, de Torre de Busi (déjà citée), de Lupara, de la Rufina, du Morbihan, du département du Lot, etc. — Voici le chiffre des cas de contagion observés dans chacune d'elles :

I. — Deux faits de M. Cerioli, dont l'un est connu sous le nom d'épidémie de Crémone.

Sommaire :

Premier fait. — En 1821, un médecin des environs de Sospiro inocule à 46 enfants le vaccin d'une fillette de trois mois, enfant trouvée, *parfaitement saine d'apparence.* — *Quarante* enfants environ, sur les 46 vaccinés, sont ainsi infectés de syphilis (chancres syphilitiques apparaissant au niveau même des piqûres vaccinales). — Puis, secondairement, infection *des nourrices et des mères de ces enfants* (chancres des seins). — *Dix-neuf enfants succombèrent. Une seule des femmes infectées mourut* à la suite d'une fausse couche, au septième mois de sa grossesse.

Deuxième fait. — En 1841, un enfant choisi par le Dr Bellani, médecin vaccinateur de Grumello, *province de Crémone,* sert à vacciner 64 enfants appartenant à quatre communes. Le vaccinifère, fils d'un père syphilitique, ainsi qu'on l'apprit plus tard, *infecte par son vaccin la plupart de ces enfants, lesquels, à leur tour, transmettent leur mal à leurs mères et à leurs nourrices.* — *Huit enfants et deux femmes succombèrent.* — De la transmission de la syphilis par la vaccination,

IV

Tels peuvent être, Messieurs, les méfaits de la syphilis vaccinale. Et vous jugez si j'étais coupable d'exagération

Alexandre Viennois, *Arch. gén. de méd.*, 1860, t. XVI, p. 44 à 57. (V. Pièces justificatives, note VI.)

II. — Épidémie de Lupara. (Communication à l'Académie impériale de médecine par M. Depaul, séance du 31 janvier 1865, *Bull. de l'Acad. impér. de méd.*, 1864-65, t. XXX, p. 353 à 355.)

Sommaire :

A la fin d'octobre 1856, M. le Dr Marone, de Lupara, inocule à un grand nombre d'enfants du vaccin en tubes, envoyé de Campobasso.

Vingt-trois des enfants vaccinés sont infectés de syphilis (chez tous chancres des bras).

Par ricochet, un certain nombre des mères et des nourrices de ces enfants sont infectées (chancres des seins) et infectent à leur tour leurs maris.

Un de ces vingt-trois enfants, ayant été choisi comme vaccinifère pour une nouvelle série de vaccinations, infecte par son vaccin onze nouveaux enfants, dont plusieurs succombèrent. — Un certain nombre de mères et onze nourrices sont, cette fois encore, secondairement infectées.

Ces nourrices, à leur tour, infectent d'autres nourrissons à qui elles donnent accidentellement le sein.

Enfin, plusieurs d'entre elles, étant devenues enceintes, accouchèrent d'enfants morts ou vivants, mais syphilitiques. (V. Pièces justificatives, note VII.)

III. — Le Dr Galligo, médecin distingué de Florence, a consigné le fait suivant dans un mémoire intitulé : « Sur quelques questions de syphiliographie. »

Dernièrement, aux environs de Florence (à la Rufina), *quatorze enfants* furent infectés de syphilis par le vaccin d'un nouveau-né, dont les parents, peu de temps avant sa naissance, avaient présenté (d'après les informations reçues) de graves accidents spécifiques secondaires.

Cet enfant avait toutes les apparences d'une santé parfaite.

(*Gaz. hebd. de Paris*, 1860, p. 520.)

IV. — Épidémie de syphilis vaccinale du département du Lot, citée par Depaul. (Discussion sur la vaccination animale à l'Acad. de méd., séance du 3 sept. 1867, *Bull. de l'Acad. impér. de méd.*, 1866-67, t. XXXII, p. 1039 à 1049.)

Sommaire :

Au mois d'août 1866, dans la commune de Cardeillac, département du Lot, un enfant, âgé de trois mois, paraissant sain, sert à vacciner vingt-deux enfants. *Treize enfants* sur ces vingt-deux reçoivent la syphilis de ce vaccin.

Sur les treize enfants infectés, un contamine sa mère, un autre sa

en vous disant qu'on les a vus parfois s'élever au rang de véritables désastres.

Maintenant, après ce lugubre chapitre concernant nos malades, permettez-moi tout aussitôt d'en ouvrir un autre, celui-ci tout personnel et relatif à nous, médecins. Laissez-moi vous montrer en quelques mots, pour en finir avec ces préliminaires, quelle responsabilité nous incombe dans ces tristes événements et comment nos intérêts moraux et matériels y peuvent être engagés.

Il est évident qu'un médecin auquel est arrivé le malheur d'inoculer la syphilis à un client sous le couvert de

nourrice. — Donc, *quinze victimes en tout*, dont deux par ricochet. (V. Pièces justificatives, note VIII.)

V. — Épidémie de syphilis vaccinale d'Auray (Morbihan).

Une sage-femme du bourg de Granchamp (arrondissement de Vannes) reçoit le 20 mai 1866, de la préfecture, du vaccin *sur plaques*.

Le 21 du même mois, deux enfants, des noms de Mahé et de Norcy, paraissant jouir tous les deux d'une excellente santé, sont inoculés avec ce vaccin.

Huit jours après, la même sage-femme prend du vaccin sur le bras de Norcy et l'inocule à un troisième enfant âgé de trois mois, fort et en apparence très bien portant. Comme cet enfant devait servir à de nombreuses vaccinations, on lui fit à chaque bras six piqûres, qui donnèrent lieu à autant de pustules vaccinales.

Le 3, le 4 et le 5 juin, la sage-femme, suivie de cet enfant, se transporta dans plusieurs communes et fit de nombreuses vaccinations, plus de quatre-vingts, a-t-elle dit.

Or, sur ces 80 enfants vaccinés, 31 furent retrouvés atteints de syphilis, *et de syphilis d'origine incontestablement vaccinale*, le 20 août suivant, lors de l'enquête dont furent chargés par le ministre MM. Depaul et Roger, pour éclaircir ces faits.

D'autre part, deux vaccinés de cette première série (qui tous deux furent du nombre des enfants infectés) servirent, le 12 juin, à de nouvelles vaccinations. Sur 17 enfants, auxquels leur vaccin fut inoculé, 14 furent encore infectés.

Au total, *45 victimes*.

Communication de MM. les Drs Closmadeuc et Denis (d'Auray), *Bull. de l'Acad. impér. de méd.*, 1866, t. XXXI, p. 888; — et rapport au ministre de l'agriculture, par Depaul, *Bull. de l'Acad. impér. de méd.*, t. XXXII, 1866-67, p. 202 à 224. (V. Pièces justificatives, note IX.) — P.

la vaccine a commis là un acte presque aussi déplorable pour lui-même que pour son client.

Déplorable pour lui-même, ai-je dit. Oui, et à tous égards.

Déplorable au point de vue moral, d'abord. N'est-il pas absolument pénible, en effet, d'avoir sur la conscience, si involontaire soit-il, le fait d'une transmission de syphilis à un ou plusieurs individus, à un enfant, à une famille, à des amis peut-être? N'est-ce pas là pour tout homme de cœur motif à regrets des plus amers, à souvenirs des plus attristants ?

Eh bien, à un tout autre point de vue, c'est là un fait non moins déplorable, matériellement; — et vous allez me comprendre.

Jugez de la situation d'un médecin qui a introduit la vérole au foyer d'une honnête famille. Voici, je suppose, un jeune ménage où vient de naître un bel enfant. La mère, non sans quelque appréhension, quelque répugnance secrète, a consenti à ce qu'un médecin inoculât la vaccine à cet enfant. Et, au lieu de la vaccine ou avec la vaccine, le médecin a inoculé à l'enfant un mal ignoble, répugnant, immonde, un mal réputé l'apanage de la débauche, un mal dont le nom seul fait rougir cette mère et qui la révolte d'horreur. Quel accueil sera désormais réservé à ce médecin, à ce « coupable », par cette mère, par cette famille?

Puis, le fait étant divulgué et devenant de notoriété publique, représentez-vous la situation de ce médecin, surtout dans une petite ville de province, par exemple, où tout se sait, se commente, se colporte, s'exagère.

Croyez-vous que sa clientèle résistera au triste renom qui va lui être fait d'introducteur de la vérole au foyer des familles? On l'a dit avec toute raison, un malheur de ce genre peut suffire à discréditer, à perdre un médecin, tout au moins à lui causer un préjudice des plus graves au double point de vue de l'estime publique et des intérêts privés.

Et ce n'est pas tout. Car vient en second lieu le chapitre des revendications pécuniaires. Il est évident qu'un médecin auquel est arrivé un malheur de ce genre se trouve dans la situation d'un homme qui a causé un dommage à autrui, dommage dont on peut lui demander réparation, soit à l'amiable, soit par voie judiciaire.

Veuillez vous souvenir en effet de ce principe de notre Code civil, d'après lequel on est responsable non pas seulement du dommage ou du préjudice que l'on commet à dessein, mais encore du dommage ou du préjudice que l'on cause à autrui sans intention de nuire, voire inconsciemment.

J'accorde qu'en l'espèce (et nul plus que moi n'abonde en ce sens) il y ait lieu d'invoquer en faveur du médecin tout un ensemble de circonstances atténuantes : précautions prises en vue d'assurer la sécurité de l'opération; — difficultés de l'enquête à instituer sur les antécédents du vaccinifère et plus encore sur ses ascendants; — erreurs ou surprises de diagnostic rendues possibles par diverses circonstances, telles que, par exemple, l'état latent de la syphilis sur ledit vaccinifère et sur ses parents.

Mais n'importe, le fait matériel, le *dommage*, comme l'on dit en style juridique, n'en subsiste pas moins, et c'est à l'auteur de ce dommage, c'est-à-dire au médecin, qu'incombe l'obligation de le réparer. Ainsi, du moins, l'ont compris et jugé les tribunaux de divers pays.

Mais sortons des généralités et précisons.

D'abord, des revendications pécuniaires, sous forme de ce qu'on appelle une action en dommages-intérêts, peuvent être exercées contre le médecin.

Cela va de soi. Et plus d'une fois — j'en pourrais relater des exemples — des confrères se sont estimés trop heureux de conjurer à prix d'argent des procès de ce genre dont ils étaient menacés.

J'aurais même à citer un cas où l'un de nos plus estimables collègues des hôpitaux, accusé d'avoir transmis la syphilis à l'un de ses clients par le vaccin, préféra « s'exécuter », c'est-à-dire faire le sacrifice d'une certaine somme d'argent, plutôt que d'encourir les ennuis et le retentissement d'un procès. L'affaire, sur laquelle il me fit l'honneur de me consulter, était des plus litigieuses, et je doutais fort pour ma part que la syphilis en question dérivât d'une origine vaccinale. J'engageais donc vivement mon honoré collègue à accepter le procès, en provoquant une expertise dont le résultat l'eût, à mon sens, innocenté. Mais lui, plus vieilli que moi dans la pratique des hommes et des choses (il y a une quinzaine d'années de cela), se refusa obstinément au parti que je lui proposais. « Je suis persuadé, me disait-il, qu'en principe et scientifiquement vous avez raison ; je crois même que les tribunaux (qui cependant ne pèchent pas par excès de tendresse pour les médecins) me donneraient gain de cause. Mais, moralement et matériellement, je perdrais plus à gagner mon procès qu'il ne m'en coûtera pour l'étouffer. » Et il transigea. — Encore aujourd'hui, je crois qu'il eut tort; mais je m'explique mieux qu'autrefois les raisons devant lesquelles il a reculé, raisons toujours préjudiciables à la dignité médicale non moins qu'aux intérêts du médecin.

En second lieu, il ne s'est pas toujours agi en pareil cas de simples revendications pécuniaires. Plusieurs fois une action *correctionnelle* (correctionnelle, entendez bien et pesez bien le mot, Messieurs) a été intentée contre des médecins qui avaient eu le malheur de transmettre la syphilis par la vaccine.

Oui, pour ce fait, des médecins ont été traduits, comme de vulgaires malfaiteurs, devant des tribunaux correctionnels; et ces tribunaux les ont condamnés, voire sévèrement condamnés, comme vous allez le voir.

A Coblenz, le vétérinaire B... (dont je vous ai déjà entretenus précédemment) s'était cru le droit, disposant d'un vaccin qu'il croyait sûr, de pratiquer un certain nombre d'inoculations vaccinales au cours d'une épidémie de variole. (Notez ce dernier point à sa décharge : au cours d'une épidémie de variole, c'est-à-dire dans un moment où la santé publique était gravement et immédiatement menacée). Eh bien, pour ce fait, il fut arrêté, traduit devant un tribunal, déclaré « coupable d'impéritie », et condamné à *deux mois de prison* (1).

(1) V. De la prétendue syphilis vaccinale. Rapport de Broca sur un

Un procès plus célèbre encore, qui a eu autrefois un grand retentissement, fut celui du Dr Hubner.

Hubner, médecin sanitaire à Hollfeld (Franconie), vaccina douze enfants avec du vaccin pris sur un enfant syphilitique. Huit de ces enfants reçurent ainsi la syphilis et infectèrent par ricochet un certain nombre de personnes adultes (mères, bonnes, etc.).

Pour ce fait, il fut cité en justice et condamné, le 4 décembre 1853, par le tribunal de Bamberg — écoutez bien ceci — à DEUX ANS DE DÉTENTION, avec cette aggravation de peine spécifiée dans l'arrêt « *que ladite détention aurait lieu dans une forteresse* » (1) !

travail de M. le Dr Pauli (de Landau), lu à la Société de chirurgie le 11 juillet 1855. (*Mém. de la Soc. de chir. de Paris*, t. V, 1863.)

« M. B... fut donc accusé, arrêté, jugé et condamné à deux mois de « prison comme coupable d'impéritie. »

Avant de citer les paroles de Broca, commentant cette condamnation, rappelons que l'enfant vaccinifère, qui fut examiné avant de servir aux inoculations, avait toutes les apparences d'une santé parfaite, et que chez ses parents, examinés plus tard et interrogés avec soin, on ne put rien trouver qui dénonçât la tare syphilitique.

« Ainsi donc, dit Broca, sous peine d'être accusé d'impéritie, le médecin doit prévoir l'avenir, et, s'il n'a pas le don de prophétie, malheur à lui! La reconnaissance publique le condamnera à deux mois d'emprisonnement. Voilà pourtant ce qui se passe en plein dix-neuvième siècle, dans un pays civilisé! En était-il autrement à ces époques de barbarie sauvage, où les médecins répondaient sur leur tête de la guérison de leurs clients? » (V. Pièces justificatives, note II.) — P.

(1) Même rapport de Broca (*loc. cit.*, p. 575 à 583).

Broca expose d'abord le fait médico-légal qui a été le point de départ de la brochure de M. Pauli et dont voici le résumé :

Le Dr Hubner, de Hollfeld (Franconie), vaccina, le 16 juin 1852, douze enfants du village de Fraienfelz. Le vaccin fut pris sur la petite Maria Keller, âgée de trois mois et dix jours. — La mère de cette enfant, ainsi que l'établit l'enquête ultérieure, avait été atteinte dix-huit mois auparavant d'accidents syphilitiques divers ; guérie en moins d'un mois par un traitement spécifique, elle ne présenta plus tard aucune complication nouvelle. — La petite Maria, née le 6 mars 1852, bien constituée et saine en apparence au moment de sa naissance, fut atteinte, vers l'âge de trois semaines, d'ulcérations disséminées sur les mollets, les cuisses et les fesses. Elle était même encore

Un médecin condamné pour un fait médical à la peine des *criminels d'État!*

affectée de semblables lésions (d'après les déclarations de certains témoins) lorsque M. Hubner prit sur elle du vaccin pour vacciner les douze enfants du village de Fraienfelz; ce dernier point cependant fut contesté dans la suite. Quelque temps après, l'éruption gagna toute la surface du corps, et Maria Keller succomba le 26 août 1852, soixante-dix jours après la séance de vaccination.

Sur les douze enfants de Fraienfelz vaccinés le 16 juin 1852, il y en eut quatre qui furent exempts d'accidents. Chez les huit autres il survint, vers les mois de septembre et d'octobre, des boutons et des ulcérations, *d'abord au niveau des piqûres*, puis sur les parties génitales, l'anus, les fesses, les cuisses et l'abdomen.

Cette affection, en outre, se communiqua à huit personnes adultes, mères, bonnes, frères ou sœurs de ces huit enfants.

Malgré la gravité des accidents, aucun médecin ne fut consulté avant le 9 février 1853. Ce jour-là, c'est-à-dire deux cent trente-sept jours après l'inoculation vaccinale, le Dr Wening (de Casendorf) examina les malades et déclara qu'ils étaient tous atteints de syphilis constitutionnelle.

Parmi les personnes adultes infectées par ricochet, se trouvait une femme enceinte qui accoucha d'un enfant syphilitique.

Ces faits, déjà assez graves par eux-mêmes, furent grossis encore par la rumeur publique; l'opinion s'émut. La régence de la Franconie supérieure jugea nécessaire d'ouvrir une enquête. Elle délégua le Dr Fischer, qui se transporta sur les lieux, examina les malades, recueillit les dépositions, et fit un rapport où il consigna les détails qui précèdent.

« Il en résulta, dit Broca (p. 580), un procès déplorable. Le Dr Hubner fut accusé de blessure par imprudence et fut condamné, le 4 décembre 1853, à deux ans de détention dans une forteresse par le premier tribunal de Bamberg.

« Ce jugement sévère émut douloureusement le corps médical en Allemagne. C'était un précédent qui menaçait tous les médecins et qui pouvait devenir funeste à la société tout entière. Le jour où il serait admis en principe que les maladies peuvent se transmettre par la vaccination, et que les médecins sont responsables, devant la loi, de tous les accidents, plus ou moins suspects, qui peuvent survenir chez les personnes vaccinées, ce jour-là, il faudrait déposer la lancette et priver l'humanité des bienfaits de la découverte qui a immortalisé le nom de Jenner. Où pourrait s'arrêter, en effet, l'ingratitude inintelligente des malades ou de leurs familles, et la sévérité souvent hostile de tribunaux toujours incompétents? Que de mères, coupables après avoir été malheureuses, attribueraient à l'imprudence de leur médecin la syphilis dont elles auraient transmis elles-mêmes à leurs enfants le germe inavoué! »

Et plus loin : « C'est au nom de notre profession outragée, c'est au nom de la science méconnue, que M. Pauli a publié son travail. Son sentiment, du reste, a été partagé par tous les hommes éclairés de l'Allemagne. Un changement favorable n'a pas tardé à s'effectuer

Aussi bien le corps médical allemand s'émut-il de cette condamnation non moins odieuse que ridicule. Et cette émotion retentit jusqu'en France, où un rapport indigné de Broca, lu à la Société de chirurgie, flétrit le jugement du tribunal de Bamberg.

Une bien légitime réaction de l'opinion publique força moralement la cour de Munich à casser l'arrêt du premier tribunal et à renvoyer notre confrère devant une autre cour. Là, il fut plus heureux, relativement, mais condamné cette fois encore, et condamné à « *six semaines d'emprisonnement* ».

Est-ce assez dire si nos intérêts professionnels et privés se trouvent gravement engagés dans la question qui nous occupe actuellement?

Cette question, Messieurs, nous n'avons fait jusqu'ici que la poser, en légitimer l'authenticité, l'envisager dans ses conséquences sociales ou autres. Il nous reste maintenant à l'étudier au point de vue clinique proprement dit.

dans l'opinion publique. M. Hubner a interjeté appel devant la cour de cassation de Munich. Le premier jugement a été cassé sur les instances du procureur général, et l'affaire a été renvoyée à la cour d'appel de Bamberg. Celle-ci (d'après les conclusions du rapport de M. le professeur Heyfelder, désigné comme expert) rendit un arrêt beaucoup moins décourageant que le premier, arrêt qui vous paraîtra sans doute encore trop sévère; mais il faut tenir compte de l'état de la législation médicale en Allemagne. Les vaccinations sont confiées aux médecins cantonaux, qui reçoivent à cet égard des instructions officielles. Il leur est interdit, en particulier, de prendre le vaccin *sur des enfants malsains et chétifs*. Le tribunal, écartant toute idée d'inoculation syphilitique, a condamné M. Hubner à six semaines d'emprisonnement pour avoir pris le vaccin sur un enfant malsain et chétif, contrairement aux instructions qu'il avait reçues comme médecin cantonal. » — P.

V

PARTIE CLINIQUE.

Que se produit-il ou, disons mieux, que peut-il se produire, alors que, dans les conditions où la vaccination se pratique usuellement, du vaccin puisé à une source syphilitique a été inoculé à un sujet sain ?

Les résultats d'une inoculation de ce genre peuvent être très divers, voire absolument opposés. Ainsi deux alternatives se présentent :

1° Il est possible que cette inoculation ne transmette pas la syphilis au sujet inoculé ;

2° Il est possible, au contraire, qu'elle transmette cette maladie.

De là deux ordres de cas qui demandent à être examinés séparément.

VI

Première alternative : Il est possible, vous disais-je à l'instant, que du vaccin emprunté à une source syphilitique, incontestablement syphilitique, et inoculé à un sujet sain, reste *inoffensif*, et cela, d'ailleurs, soit que l'inoculation de ce vaccin donne lieu au développement de la vaccine, soit qu'elle ne détermine aucun phénomène vaccinal.

Précisons par un exemple, pour éviter toute ambiguïté.

Un certain nombre de sujets non syphilitiques sont

inoculés le même jour, je suppose, avec du vaccin pris sur le même vaccinifère en puissance de syphilis. Eh bien, il peut se faire qu'un ou plusieurs de ces sujets ne reçoivent pas la vérole de ce vaccin qui infectera tous les autres.

Voilà le fait bien clairement énoncé et sans ambages, sans incertitude possible, n'est-il pas vrai? Notamment, aucune suspicion sur la qualité infectieuse de ce vaccin ne saurait subsister en l'espèce, puisque plusieurs infections auront dérivé de ce vaccin. Or, dans des conditions de cet ordre, est-il authentique que certains sujets *aient échappé à la contamination?*

Oui, absolument oui. — Et c'est là ce qu'il nous faut établir.

Deux ordres de preuves vont servir à cette démonstration, à savoir : des preuves cliniques et des preuves expérimentales.

I. — Les preuves cliniques abondent ; car, dans presque tous les cas de syphilis vaccinale qui ont été relatés, on a observé ce que je viens de dire, à savoir :

Que, sur un certain nombre de sujets sains, vaccinés avec le même liquide vaccinal impur, les uns prennent la vérole et les autres restent indemnes. Ainsi :

1° Dans le cas du vétérinaire B..., un certain nombre des sujets vaccinés échappent à la contagion, alors que dix-neuf sont infectés ;

2° Dans le cas de Hubner, sur douze vaccinés il y eut huit infectés de syphilis, contre quatre qui restèrent indemnes ;

3° Dans un cas de Trousseau (1), sur six vaccinés, un seul reçut la contagion à laquelle échappèrent les cinq autres;

4° Dans le premier cas que je vous ai raconté, une mère et ses deux filles sont inoculées le même jour avec le même vaccin. La mère est contaminée; rien ne se produit sur ses filles;

Et ainsi de suite (2).

(1) Cas rapporté par Trousseau dans la séance de l'Académie de médecine du 24 janvier 1865 (*Bull. de l'Acad. impér. de méd.*, 1864-65, t. XXX, p. 303 et suiv.).

En voici le sommaire :

Une jeune femme de dix-huit ans, récemment mariée, entre dans le service de clinique de Trousseau, à l'Hôtel-Dieu, vers les premiers jours du mois d'octobre 1861. Elle venait se faire soigner d'une affection chronique de l'utérus. A part cette lésion utérine, cette femme était absolument bien portante et saine. Comme il y avait des varioles à l'hôpital, elle témoigna le désir d'être vaccinée. Le vaccinifère qui fut choisi dans cette intention était un enfant âgé de moins d'un mois, entré quelques jours auparavant dans le service (salle des nourrices) avec sa mère, qui seule était malade (rien de spécifique toutefois).

L'enfant avait les apparences d'une santé parfaite. Cependant Trousseau avoue qu'il ne prit pas la précaution de l'examiner *nu*.

Avant de vacciner cette jeune femme, on vaccina *cinq enfants qui ne présentèrent rien d'anormal par la suite*.

Quant à la femme, chez laquelle l'inoculation vaccinale avait échoué et qui avait quitté le service un mois après la vaccination, elle revenait trouver Trousseau un mois plus tard (c'est-à-dire deux mois après cette vaccination) et montrait sur son bras gauche « deux ulcérations recouvertes de croûtes épaisses et stratifiées ». On se méprit tout d'abord sur la nature de ces lésions. Mais le véritable diagnostic s'imposa à quelque temps de là, le mois suivant (janvier 1862). A cette date, en effet, cette femme rentrait à l'hôpital dans l'état suivant : les ulcérations du bras (mises sur le compte d'une vaccine à incubation longue) n'étaient pas cicatrisées et suppuraient; au-dessous, induration du derme; dans l'aisselle, adénopathie multiple, indolente; sur le tronc et les bras, roséole, dont le début remontait à peu près au 15 décembre; céphalée; adénopathie occipitale; rien du côté des ganglions inguinaux. — M. Ricord vit la malade et confirma le diagnostic porté par Trousseau, à savoir : syphilis, reconnaissant comme porte d'entrée les deux ulcérations, c'est-à-dire les deux *chancres vaccinaux* du bras gauche. — P.

(2) A ces exemples nous en pourrions joindre beaucoup d'autres tels que les suivants :

II. — Les preuves expérimentales ne font pas plus défaut.

Ainsi, rappelez-vous d'abord le fait du Dr Cory. Trois fois notre confrère s'inocula *sans résultat* du vaccin emprunté à des enfants dûment et incontestablement syphilitiques, à dessein choisis comme tels, voire en puissance d'accidents actuels de syphilis.

Que penser de même des faits suivants? Le Dr Delzenne avait cru pouvoir conclure d'une série de cas observés par lui à l'innocuité du vaccin des sujets syphilitiques. Sa conviction était même « si absolue, si complète à cet égard » qu'il résolut de tenter l'expérience sur lui-même. Donc, à trois reprises, il s'inocula avec du vaccin recueilli sur des sujets syphilitiques, notamment, dans un cas, avec du vaccin recueilli sur une femme qui, au moment même où fut pratiquée l'inoculation, présentait une syphilide papuleuse et des plaques muqueuses. Le résultat de ces tentatives resta absolument *négatif*, et notre courageux confrère fut fort heureux de se tirer sain et sauf d'une aussi périlleuse expérience (1).

1° Dans un des faits précédemment cités (cas du Dr Cerioli), sur 46 enfants inoculés, 6 échappent à la syphilis.

2° A Torre de Busi, sur six enfants vaccinés un reste indemne, alors que les cinq autres sont infectés.

2° Dans le cas rapporté par le Dr Lecoq (V. Pièces justificatives, note X) sur toute une série de militaires inoculés avec le vaccin d'un même vaccinifère syphilitique, deux seulement sont infectés.

4° Le Dr Jonathan Hutchinson cite un fait (que nous rapporterons plus loin) dans lequel la contagion épargna deux vaccinés sur douze; etc., etc. — P.

(1) En 1865, je m'inoculai deux fois, à moi-même, du vaccin provenant de femmes syphilitiques. Sur trois piqûres, j'obtins, la première fois, une belle pustule vaccinale, la seconde fois, rien. Je n'observai aucune trace de chancre infectant.

Troisième expérience. « En 1866, je choisis une nommée Augustine P..., âgée de vingt et un ans, qui avait de nombreuses papules

C'est alors, dit-il, que, sûr de son fait, il vaccina plusieurs femmes saines avec du vaccin de sujets syphilitiques. L'infection spécifique ne se produisit sur aucune.

Donc, vous le voyez, Messieurs, du vaccin emprunté à une source syphilitique peut ne pas transmettre la syphilis. Voilà un point bien démontré.

Ici, Messieurs, faisons un arrêt pour méditer la signification réelle des cas que je viens de vous citer.

Que faut-il conclure de ces cas, comme de tant d'autres de même ordre que j'aurais pu y adjoindre? Contiennent-ils, comme l'ont prétendu certains de nos confrères, la démonstration de la « non-authenticité de la syphilis vaccinale »? Suffisent-ils à établir que le vaccin des sujets syphilitiques n'est pas apte à déterminer la syphilis ? Non, assurément non. Car, d'une part, tous les faits négatifs du monde ne sauraient prévaloir contre un seul fait positif bien authentique, tel, par exemple, que celui du Dr Cory. Et, d'autre part, ce ne sont pas les faits positifs qui font défaut en l'espèce, comme vous le savez déjà et comme vous le verrez encore par ce qui va suivre.

D'ailleurs, les résultats négatifs dont je viens de vous entretenir ne présentent rien d'étonnant, rien qui doive

hypertrophiques ulcérées à la vulve et au périnée, une syphilide papuleuse générale et des plaques muqueuses à la bouche et à la gorge; et, en présence de M. Boys de Loury qui avait contrôlé ces diagnostics et de mon collègue d'internat à Saint-Lazare, je me fis quatre inoculations de bras à bras avec le vaccin de ce sujet syphilitique. J'attendis le résultat qui fut absolument *négatif.* »

Des doctrines et des connaissances nouvelles en syphiliographie, par le Dr Adolphe Delzenne. *Thèses de Paris*, 1867, p. 43 et 44.

vous surprendre. Même chose s'observe journellement avec les virus les plus inoculables. De cela voici la preuve.

Voyez la vaccine, par exemple. Est-ce qu'elle succède à coup sûr et chez tout le monde, même chez les enfants, à l'inoculation du vaccin?

Autre fait de même ordre, celui-ci encore relatif à la vaccine : généralement on vaccine par six piqûres, c'est la coutume. Or, n'est-il pas absolument commun que de ces six piqûres il n'y en ait que cinq, quatre, trois, qui « prennent », suivant l'expression consacrée, alors que les autres avortent? Parfois même il n'en est qu'une ou deux qui répondent à l'inoculation, toutes les autres restant stériles.

Mais ne parlons que de la syphilis, pour rester sur notre terrain. Est-ce que toutes les inoculations de syphilis qui ont été tentées sur l'homme ont toujours et invariablement réussi, j'entends ont toujours et invariablement déterminé la syphilis? Non. Certes, personne ne contesterait aujourd'hui l'inoculabilité des lésions secondaires. Eh bien, nombre d'expériences tentées avec le pus de ces lésions n'ont abouti qu'à des résultats négatifs. Exemples :

Le Dr Rattier (et ce médecin, pas plus que ceux dont je vais parler, n'avait eu la syphilis) s'est inoculé plusieurs fois la sécrétion de divers accidents secondaires sans déterminer sur lui le moindre phénomène morbide.

De même Cullerier, à Lourcine, en 1852, s'inocula impunément la sécrétion d'accidents de même ordre.

Enfin (ceci vraiment serait à n'y pas croire), le Dr Sarrhos affirme s'être inoculé *trente fois* le liquide de plusieurs variétés d'accidents secondaires (diagnostiqués tels par M. Ricord) sans que l'infection syphilitique s'ensuivît (1).

Et même, relativement au chancre syphilitique qui passe, à tort ou à raison, pour être le plus inoculable de tous les accidents de la vérole, voici un fait dont je puis vous garantir l'authenticité pour en avoir été témoin oculaire. Un médecin, se disant exempt de syphilis, vint un jour nous demander, à l'hôpital du Midi, de lui inoculer la vérole, et cela en vue de certaines recherches qu'il désirait courageusement entreprendre sur lui-même. Après longue résistance de notre part et longs pourparlers dont je vous ferai grâce parce que cela n'a pas trait à notre sujet actuel, on se décida à satisfaire

(1) Tous ces exemples sont empruntés à la thèse de M. le Dr Sarrhos (De la syphilis primitive, Th. Paris, 1853, p. 116 et 117).

Je cite textuellement :

« M. le Dr Raltier, *qui n'avait jamais eu la syphilis*, s'est fait inoculer plusieurs fois la sécrétion morbide *de toutes les formes* des accidents secondaires, sans pouvoir faire naître chez lui le moindre symptôme spécial, et cela, il y a aujourd'hui (juillet 1853) déjà plus de quinze ans.

« L'année dernière, on voyait à l'hôpital de Lourcine M. Cullerier lui-même, qui n'avait jamais eu la syphilis, s'inoculer *toujours impunément* l'avant-bras, un très grand nombre de fois, avec la sécrétion morbide des accidents secondaires.

« Nous aussi (p. 117), qui n'avons jamais eu la syphilis, nous nous sommes livré depuis le mois de juillet 1862 à quelques expériences de la même nature que les précédentes. Nous nous sommes inoculé *une trentaine de fois* jusqu'à présent avec le liquide provenant de plusieurs formes d'accidents secondaires ; — le liquide à inoculer, je l'ai pris à différents services des hôpitaux de Paris ; — le diagnostic des accidents secondaires qui me l'ont fourni, porté par moi-même, a été tout à fait conforme à celui fait par les chefs respectifs de ces différents services. Il y a une quinzaine de ces expériences que j'ai faites dans le service et sous les yeux de M. Ricord lui-même, ainsi que de ses nombreux élèves. Avant de m'inoculer, j'attendais à dessein que M. Ricord se fût prononcé d'une manière nette et positive, et eût diagnostiqué, chez tel ou tel malade, *positivement des accidents secondaires.* » — P.

son désir. L'inoculation fut donc pratiquée, et pratiquée dans toutes les règles, avec une lancette largement chargée du pus d'un chancre syphilitique diagnostiqué tel par M. Ricord. Eh bien, malgré toutes les conditions favorables à la réussite de l'expérience, le résultat fut absolument *négatif*.

Et l'inoculation de la syphilis par le sang n'est-elle pas, elle aussi, formellement démontrée? Croyez-vous cependant qu'elle n'ait jamais fourni que des résultats positifs? Bien loin de là. Elle a échoué quatorze fois sur dix-neuf.

A ce point de vue, la célèbre expérience de Pellizzari est tout à fait formelle. Laissez-moi vous la rappeler en deux mots.

Le 6 février 1862, le Dr Pellizzari pratiqua l'inoculation de sang syphilitique sur trois de nos confrères qui s'étaient offerts comme sujets d'expérience et dont les noms méritent bien d'être conservés (Drs Bargioni, Rosi et Passigli). Le sang avait été recueilli par une saignée sur une jeune femme qui présentait à ce moment même des accidents secondaires multiples. Un plumasseau de charpie bien imbibé de ce sang fut appliqué sur la peau de nos trois confrères, au niveau d'une région dépouillée d'épiderme et de plus sillonnée par trois scarifications. Or, l'inoculation ne donna de résultat positif que sur un seul des trois expérimentateurs, le Dr Bargioni; elle resta sans effet sur les deux autres (1).

(1) De la transmission de la syphilis par l'inoculation du sang, par le Dr Pietro Pellizzari de Florence; trad. de l'italien par M. le Dr Corporandi (de Nice), ex-interne des hôpitaux de Lyon, *Gazette médicale de Lyon*, 1862, p. 231 à 236.

Je crois devoir reproduire ici un résumé sommaire de cette célèbre expérience, non pas, à coup sûr, pour témoigner d'un fait qui n'est

Donc, vous le voyez en toute évidence, Messieurs, l'inoculation d'un virus absolument et incontestablement ino-

plus discuté, à savoir l'inoculabilité du sang syphilitique, mais pour montrer les *insuccès* possibles de cette inoculation et les causes possibles, voire probables, de ces insuccès en certains cas particuliers.

Le 6 février 1862, devant presque tous les praticiens de Florence, le Dr Pellizzari fit l'inoculation du sang extrait d'une femme syphilitique sur MM. les Drs Gustave Bargioni, Henri Rosi et Henri Passigli, tous indemnes d'antécédents syphilitiques.

La femme, âgée de vingt-cinq ans, était en pleine évolution d'accidents secondaires (papules muqueuses aux parties génitales et au pourtour de l'anus; syphilides érythémateuses sur le tronc; syphilides acnéiformes sur le cuir chevelu; adénopathies multiples).

Le début de la maladie remontait à quarante ou quarante-cinq jours, et aucun traitement n'avait encore été fait.

Pour extraire le sang on fit une saignée de la céphalique au pli du bras droit; aucune manifestation éruptive n'existait dans cette région, qui fut d'abord lavée.

Le chirurgien se lava soigneusement les mains. La bande, la lancette, le vase destiné à recevoir le sang, étaient tout à fait neufs.

Le sang à peine extrait, on en imbiba un plumasseau de charpie que l'on appliqua au Dr Bargioni, à la région supérieure et externe du bras gauche, au niveau de l'insertion du deltoïde, où l'on avait enlevé l'épiderme et fait trois incisions transversales.

La même chose fut pratiquée au Dr Rosi, avec cette différence cependant que l'abrasion de l'épiderme fut faite à la région supérieure et interne de l'avant-bras gauche, et que *le sang était déjà refroidi*.

Vint le tour du Dr Passigli. L'inoculation lui fut faite sur la même région et de la même manière qu'au Dr Bargioni; mais, à ce moment, *le sang était presque entièrement coagulé*. En conséquence, on appliqua sur la surface cutanée, outre la partie liquide, un morceau du caillot.

L'étendue de la surface destinée à l'inoculation fut, chez tous, de 2 centimètres de hauteur et de 1 centimètre de largeur.

Quatre jours après, toute trace de l'inoculation pratiquée avait disparu chez ces trois médecins.

Les choses en étaient là, quand, le 3 mars, *c'est-à-dire vingt-cinq jours après l'inoculation*, le Dr Bargioni constata, au centre de la surface où avait été inoculé le sang, une petite élevure qui lui occasionnait un peu de prurit et qu'il montra le jour même au Dr Pellizzari.

Au bout d'une semaine, cette papule offrait la dimension d'une pièce de vingt centimes.

Bientôt, apparition dans l'aisselle correspondante de deux ganglions durs, mobiles et indolents.

Quelques jours après, on constatait à la place de la papule une ulcération du diamètre d'une pièce de cinquante centimes, en forme d'entonnoir, à bords adhérents, à base indurée, à fond lisse, d'aspect diphthéroïde, et donnant issue à un léger suintement. Une croûte, qui

culable peut quelquefois rester sans résultat, c'est-à-dire ne produire aucun phénomène morbide.

Un tel fait, comme bien vous pensez, a donné lieu à de nombreux commentaires. On s'est évertué à chercher le pourquoi des ces défaillances possibles de l'inoculation; on s'est demandé comment il pouvait se faire qu'un virus inoculable à certains sujets restât par aventure inoffensif sur d'autres. Et l'on a cru trouver à cela bien des explications, que je ne saurais toutes reproduire.

On a dit, par exemple : « Tout est affaire de *réceptivité* en l'espèce. La même graine qui prospère sur un terrain avorte sur un autre. Si tel sujet, à un jour donné, résiste à l'inoculation d'un virus, c'est qu'à ce jour il n'était pas dans des conditions propres à la subir, etc. » Cette théorie, Messieurs, n'a rien que de rationnel et d'admissible. Mais ce n'est qu'une théorie, qu'une interprétation ingénieuse, qui ne repose elle-

se renouvelait dès qu'on l'avait détachée, recouvrait la surface de cet ulcère.

Le 4 avril, légère céphalée nocturne, et engorgements glandulaires à la région postérieure du cou.

Le 12 avril, c'est-à-dire quarante-trois jours après l'apparition du phénomène primitif, de la papule initiale du bras, début de roséole.

A ces taches érythémateuses, qui allèrent s'accentuant de jour en jour, se mêlaient, le 22 avril, des papules lenticulaires.

Quant à l'ulcère du bras, il était, à cette date, devenu sanguinolent sur ses bords et commençait à se réparer.

En présence de tels symptômes, le diagnostic de syphilis n'était plus douteux, et le traitement mercuriel fut institué.

La preuve de la transmission de la syphilis par l'inoculation du sang était donc ainsi faite.

Quant aux deux autres médecins, auxquels avait été inoculé à l'un du sang déjà refroidi, à l'autre du sang coagulé, ils se tirèrent sains et saufs de cette expérience. — P.

même que sur une hypothèse non susceptible de démonstration.

D'ailleurs, même à la juger bonne, cette théorie ne saurait tout expliquer. Ainsi, lorsque, sur six piqûres vaccinales, trois réussissent et trois échouent, on ne saurait dire en toute évidence que ces dernières ont échoué par le fait d'un défaut de réceptivité individuelle.

En revanche, ce qui paraît mieux établi, c'est que, pour bon nombre de cas, l'échec d'une inoculation, quel que soit d'ailleurs le virus inoculé, peut tenir à des conditions purement matérielles, physiques, mécaniques, etc. Il est à croire, par exemple, qu'une inoculation reste parfois stérile pour telle ou telle des raisons suivantes : parce qu'elle a été mal faite, et mal faite d'une façon ou d'une autre; — parce que la lancette n'a pas pénétré assez profondément; — parce que le liquide inoculé n'était pas en quantité suffisante; — parce que la piqûre a saigné et que l'écoulement du sang a pu entraîner la matière virulente; — parce que le liquide d'inoculation, au lieu de pénétrer sous l'épiderme, a été arrêté au passage par l'étroitesse de l'hiatus épidermique; — parce qu'il ne présentait pas, pour une raison quelconque, les conditions requises pour l'absorption; — parce qu'au lieu de recueillir le virus véritable, on n'a recueilli que du sérum, ce qui arrive, par exemple, alors qu'on épuise à l'excès un bouton de vaccin en le pressant à sa base, etc., etc.

Et de même pour d'autres conditions qui doivent naturellement varier avec la qualité de chaque virus. Ainsi, dans la triple expérience de Pellizzari, il est possible (je serais presque tenté de dire probable) que l'inoculation ait échoué deux fois sur trois parce qu'elle fut faite sur le Dr Rosi avec du sang déjà refroidi, et sur le Dr Passigli avec du sang coagulé.

Très certainement aussi, en dehors et indépendamment de toutes ces causes, de toutes ces défectuosités opératoires, il doit exister des conditions encore inconnues de nous qui s'opposent au succès d'une inoculation. Ces conditions, que commencent à nous révéler les études bactériologiques actuelles, ne seront pas toujours impénétrables en ce qui nous concerne, espérons-le. Mais, quant à présent, force nous est bien de confesser qu'elles nous échappent encore. Faisons donc la part — et une large part — à l'inconnu en matière aussi délicate.

Au surplus, ce n'est là que le côté théorique de notre sujet. Laissons cela pour revenir à la clinique, et concluons, relativement au premier point qui vient de nous occuper, par les deux propositions suivantes :

1° *Il est absolument certain que du vaccin emprunté à une source syphilitique, indubitablement syphilitique, peut rester inoffensif, c'est-à-dire ne pas déterminer la syphilis sur le sujet inoculé, et cela en vertu de conditions dont le secret nous échappe, mais qui, si occultes qu'elles soient encore, ne sauraient être méconnues.*

2° *Les cas où le vaccin emprunté à une source certainement syphilitique n'a pas déterminé la syphilis sur le sujet inoculé sont incontestablement nombreux, excessivement nombreux.* A preuve les observations multiples que nous venons de citer et tant d'autres de même ordre qui pullulent dans la science (1).

Remarquons d'ailleurs que, relativement à ce dernier point, les données fournies par les observations et les expériences qui précèdent se trouvent en pleine conformité avec ce grand résultat de la pratique commune, générale, qui nous représente la syphilis comme une conséquence véritablement *rare* de la vaccine. Depuis Jenner, l'inoculation vaccinale de bras à bras a été répétée plus d'un milliard de fois, d'après les calculs de Broca; et, en vérité, les observations de syphilis vaccinale, qui devraient être fort communes en raison de la fréquence indiscutable de la syphilis dans toutes les classes de la société, ne sont que rares. On devrait les compter par milliers; on n'en a enregistré que quelques centaines (2). La contamination vaccino-

(1) Inutile, croyons-nous, de dresser ici une fois de plus l'inventaire de ces cas négatifs, qui se trouve reproduit dans toutes les discussions et toutes les monographies relatives à la question de la syphilis vaccinale. — V., notamment, *Discussion à l'Acad. de méd.*, 1865.

(2) Dans une intéressante monographie (*Sur la question de la vaccination*, Rapport présenté au Conseil fédéral Suisse au nom de la Commission sanitaire fédérale), M. le Dr Lotz (de Bâle) évaluait, en 1880, à *sept cent cinquante* le nombre des cas connus d'infection syphilitique dérivant directement ou indirectement de l'inoculation vaccinale.

Et il les répartissait ainsi : Italie, 300; — France, 120; — Autriche-Hongrie, 68; — Angleterre, 36; — Écosse, 1; — Danemark, 7; — Prusse, 85; — Bavière, 17; — Amérique, 1, etc.

Mais il est de toute évidence que le total de cet inventaire est très inférieur, de beaucoup inférieur au chiffre *réel* des contaminations vaccino-syphilitiques, et cela pour plusieurs raisons.

D'abord, la statistique — si consciencieuse cependant — de M. le Dr Lotz pèche par quelques omissions.

En second lieu, si minutieusement que puisse être jamais institué un recrutement des faits de cet ordre, il n'en est pas moins condamné d'avance à rester incomplet et très incomplet. Il restera toujours limité forcément à l'ordre des cas que, pour une raison ou pour une autre, on aura jugé intéressant ou indispensable de publier. Or, bien plus

syphilitique, même depuis que l'attention du public a été appelée sur elle par des faits profondément regrettables et par des discussions retentissantes, n'en est pas moins restée un accident exceptionnel dans nos annales. Sans doute, cet heureux résultat doit être attribué pour une large part à la connaissance même du danger et aux précautions prises contre lui. Mais soyez sûrs qu'une part en revient aussi, étant donnée l'excessive fréquence de la syphilis, à ces conditions occultes qui rendent inoffensif en nombre de cas le vaccin des sujets syphilitiques.

Voilà ce qui, en dehors et au-dessus de toute théorie, dérive à la fois de l'observation clinique et des résultats de l'expérimentation.

Nous en avons fini avec la première des deux alternatives que peut présenter, comme résultat, l'inoculation à un sujet sain d'un vaccin emprunté à un sujet syphilitique. C'est l'ordre des cas où ce vaccin reste *inoffensif*.

Abordons actuellement la seconde, celle où ce même

nombreux en l'espèce sont les faits *inédits*, ceux qu'on laisse tomber dans l'oubli pour divers motifs, ou même, plus souvent encore, sans motifs. *Il y a, certes, bien plus de syphilis vaccinales dans les cartons ou les souvenirs des praticiens que dans les colonnes de nos journaux*. Moi-même, avais-je publié jusqu'à ce jour un seul des nombreux cas de ce genre que j'ai observés soit dans ma pratique privée, soit à l'hôpital? Et combien de mes confrères en pourraient dire autant! Il y a plus. Le même silence a dû couvrir parfois des cas plus importants. Pour ma seule part, j'ai connaissance de deux véritables *épidémies* de syphilis vaccinale qui ont été tenues secrètes et sur lesquelles je n'ai pu obtenir que des renseignements très incomplets, « l'affaire ayant été *étouffée* ». Et ainsi de suite.

Ce qui n'empêche cependant que la proposition précitée ne reste absolument vraie. Certes oui, la syphilis vaccinale est rare. Mais, à coup sûr aussi, elle l'est moins qu'on ne serait légitimement autorisé à le croire, si l'on en jugeait seulement le degré de fréquence d'après les documents *publiés*.

vaccin va devenir nocif, où il va transmettre la syphilis au sujet inoculé. Avec celle-ci nous entrons au cœur même de notre sujet.

VII

Nous le savons de reste dès à présent, il est possible qu'une inoculation faite avec du vaccin emprunté à un organisme syphilitique confère la syphilis au sujet sur lequel elle a été pratiquée.

Or, au point de vue clinique, une question se présente aussitôt : Dans les cas de cet ordre, à quels phénomènes va donner lieu sur le sujet inoculé cette double inoculation, cette inoculation *mixte* qui contient à la fois le virus de la vaccine et le virus de la syphilis ?

Ces phénomènes, forcément, vont être multiples et complexes, puisque deux virus se trouvent importés simultanément dans l'organisme, où chacun devra, suivant toute vraisemblance, réagir à sa manière. Cela, théoriquement, nous pouvons le prévoir; et cette induction rationnelle, disons-le à l'avance, se trouve absolument confirmée par l'expérience clinique.

Divers ordres de cas sont réalisés par cette inoculation mixte. Mais ils sont naturellement réductibles à deux groupes, comme il suit :

1° Cas où *la syphilis se produit seule*, la vaccine avortant ;

2° Cas où *la syphilis et la vaccine se produisent à la fois.*

Parlons d'abord des cas les plus simples, ceux du premier groupe.

I. — Dans les cas de cet ordre, la syphilis se produit seule, la vaccine avortant.

Tout d'abord, rien d'étonnant à ce résultat d'une inoculation mixte, contenant à la fois le virus de la syphilis et celui du vaccin. Si la syphilis se produit seule, c'est que, pour une raison quelconque, la vaccine a fait défaut. Or, vous savez s'il est commun que la vaccine fasse défaut, non pas seulement dans les revaccinations, mais alors même qu'il s'agit d'une première vaccination. C'est là un phénomène très ordinaire, presque journalier.

Or, la vaccine faisant défaut, comment vont se présenter les choses? Le plus simplement du monde. Il va se produire ce qu'on observe dans la contagion syphilitique usuelle, courante, banale, ou bien encore ce qu'on a observé dans les cas d'inoculation expérimentale de syphilis sur des sujets sains.

Rappelons donc tout d'abord en quelques mots ce qu'est l'évolution syphilitique normale, alors que la syphilis dérive d'une contagion exclusivement syphilitique.

Cette évolution, à ne parler que de ses étapes initiales (les seules qui nous intéressent pour l'instant), obéit à de véritables *lois*, que je vous ai longuement spécifiées dans une autre série de conférences (1), et qu'il me suffira de rappeler ici en quelques mots. Elle se fait en *quatre*

(1) V. *Leçons cliniques sur la syphilis étudiée plus particulièrement chez la femme*, 2e édit., p. 6 et suivantes.

temps et d'une façon rigoureusement méthodique, comme il suit :

1° Tout d'abord, *incubation* véritable, séparant le moment de la contagion ou de l'inoculation du moment où apparaissent les premiers phénomènes morbides appréciables; — et incubation toujours assez longue, oscillant en moyenne entre vingt et vingt-cinq jours, mais variable de durée dans de certaines limites (quinze jours comme minimum et six à sept semaines comme maximum).

2° Au delà de ce laps de temps, apparition *in situ*, c'est-à-dire au point même où a pénétré la lancette, d'une lésion dite *chancre*; — lésion consistant en un néoplasme cutané, à surface excoriative ou légèrement ulcéreuse ; — lésion, de plus, ne tardant pas à provoquer à son voisinage, c'est-à-dire dans les ganglions qui lui correspondent, une adénopathie à caractères spéciaux bien connus, adénopathie dite *bubon satellite* du chancre.

3° Pour une échéance de six à sept semaines, absence de tout phénomène nouveau. Rien autre qu'une lésion d'apparence locale, à savoir le chancre, lequel, avec son bubon satellite, constitue l'expression unique par laquelle se traduit la maladie pendant cette période.

4° Enfin, au delà, explosion d'accidents multiples et disséminés, constituant l'invasion de ce qu'on appelle la *période secondaire* de la syphilis.

Voilà, chacun le sait, comment procède la syphilis à son début, comme qualité d'accidents et comme évolution.

Eh bien, Messieurs, c'est là, trait pour trait, ce que nous allons observer à la suite de l'inoculation vaccino-syphilitique. Mêmes symptômes et même évolution morbide, exactement.

Et en effet, si nous suivons pas à pas les phénomènes qui vont succéder à une telle inoculation, voici ce que nous allons observer.

On vient, je suppose, de pratiquer une vaccination avec une lymphe vaccinale que l'on croyait, bien entendu, ne contenir que le virus préservatif, alors qu'en réalité elle contient en outre le contage syphilitique. On s'attend tout naturellement à voir se produire la vaccine.

Or, pas du tout. La vaccine ne se produit pas.

On n'est que médiocrement surpris de ce résultat négatif, et l'on se dit simplement : Le vaccin n'a pas pris, rien d'extraordinaire à cela ; c'est une vaccination à recommencer.

Puis, trois, quatre, cinq semaines s'écoulent dans un calme parfait. Rien encore ne se produit, et l'on est bien loin de s'en étonner, car légitimement on n'a rien à attendre.

Et c'est alors que, sur une ou plusieurs des piqûres, un travail morbide semble éclore. Apparaît une rougeur, laquelle presque aussitôt devient légèrement papuleuse. La papule ainsi formée s'accentue, s'accroît. Bientôt elle devient humide, excoriative, et se recouvre d'une croûtelle. Puis, tout cela augmente d'importance, jusqu'à constituer un véritable bouton croûteux, étalé, de l'étendue d'une pièce de vingt ou de cinquante centimes.

Savez-vous quelle est alors l'erreur uniformément commise par les gens du monde, erreur certes bien naturelle? Ce bouton croûteux est invariablement pris par eux pour « un bouton de *vaccin en retard* ». C'est là textuellement ce que me disait encore, ces derniers temps, un malade qui a été victime d'une inoculation vaccino-syphilitique. « Lorsque je n'ai rien vu paraître après la revaccination qu'on avait cru devoir pratiquer sur moi, je ne m'en suis pas étonné, et j'ai cru que, si rien ne se produisait, c'était que je n'avais pas besoin d'être revacciné. Puis, quatre à cinq semaines plus tard, lorsque j'ai senti quelque chose se développer sur mon bras, j'ai regardé et j'ai vu là une croûte. Cela m'a surpris, mais je me suis dit : c'est mon vaccin qui prend, après n'avoir pas voulu prendre ; voilà un vaccin *bien retardataire*, etc. »

Hélas ! ce n'est pas là un vaccin « retardataire ». C'est là bel et bien un *chancre*, un véritable chancre qui vient d'éclore. C'est là le premier symptôme par lequel se traduit l'infection vaccino-syphilitique.

Et, en effet, tout va se continuer au delà comme dans la syphilis contractée par contagion ou bien comme dans la syphilis d'inoculation expérimentale.

Et, en effet, cette lésion inattendue qui, après quatre à cinq semaines, vient de se produire sur le bras (et que pour l'instant je ne vous décris pas plus amplement, parce que je me réserve d'en reprendre bientôt l'histoire clinique avec détails), cette lésion, dis-je, n'existe pas depuis plus de quelques jours, que déjà un ou plusieurs des ganglions de l'aisselle correspondante commencent à se tuméfier. Voilà le *bubon satellite* en voie de développement.

Ainsi donc, d'une part, première étape constituée par l'incubation initiale ; — puis, d'autre part, seconde étape, caractérisée par l'invasion du chancre et du bubon satellite. Tout jusqu'ici, vous le voyez, est identiquement conforme à ce qui se produit dans la syphilis commune, ordinaire. — Mais poursuivons.

Au delà, troisième étape, pendant laquelle rien autre ne se manifeste. Pour six à sept semaines, la papule croûteuse du bras et l'adénopathie axillaire constituent les seuls accidents morbides.

Finalement, quatrième étape, inaugurée par l'explosion, vers la septième semaine, d'accidents multiples, disséminés, variés, qu'à leurs caractères il est impossible de ne pas reconnaître pour des manifestations de syphilis secondaire.

De sorte qu'au total et d'un bout à l'autre de cette évolution, tout se passe ici exactement comme dans le cas le plus banal, le plus vulgaire, de syphilis par contagion ou de syphilis par inoculation. Au lieu du vaccin, on aurait inoculé sur le bras du pus de chancre ou de plaque muqueuse que les résultats n'auraient pas été différents.

Conclusion : Alors qu'on inocule à un sujet sain du vaccin emprunté à un organisme syphilitique, et alors aussi que ce vaccin ne détermine pas d'éruption vaccinale tout en déterminant l'infection syphilitique, les symptômes morbides dérivant de cette inoculation mixte sont *exactement identiques* à ceux que produit l'insertion sur un sujet sain du pus d'un chancre, du pus d'une plaque muqueuse, ou du sang syphilitique. Rien autre, rien d'étranger ne s'y ajoute. De part et d'autre ce sont les mêmes symptômes, se succédant dans le même ordre, avec la même régularité, la même inflexibilité d'évolution.

Voilà un premier point réglé, et celui-ci est des plus simples.

VIII

Venons maintenant à notre second ordre de cas, où l'inoculation a pour double résultat de produire à la fois la vaccine et la syphilis.

Ici, naturellement, forcément, les phénomènes devront être plus complexes que dans le cas précédent, puisque deux maladies vont entrer en action.

Attendons-nous donc à des manifestations pathologiques bien autrement difficiles à démêler que celles dont j'ai eu à vous faire l'exposé jusqu'ici.

A priori, pouvons-nous avoir quelque idée de ce qui va se produire? Pouvons-nous préjuger quels phénomènes vont se dérouler devant nous et quelle évolution ils vont affecter? Oui, car les affections virulentes obéissent généralement à des lois dont il ne leur est permis de s'écarter que dans une faible mesure; et, en l'espèce, les lois qui régissent l'évolution de la vaccine et de la syphilis sont actuellement bien déterminées et connues.

Ainsi, ce que nous savons, c'est que :

1° La vaccine commence son évolution apparente dès le quatrième jour qui suit l'inoculation. Elle n'a guère en moyenne que trois jours d'incubation ;

2° La syphilis, au contraire, a une incubation beaucoup plus longue, ne s'abaissant que rarement au-dessous de trois septénaires.

De là cette déduction nécessaire, à savoir :

Que, les deux maladies ayant été inoculées à la fois, au même instant, par le même coup de lancette, et toutes deux étant appelées à dérouler leurs symptômes propres, la première qui entrera en scène sera la vaccine, tandis que la syphilis n'apparaîtra que plus tard, à échéance plus reculée.

Ce que nous savons encore, d'autre part, c'est que :

1° Toute l'évolution de la vaccine est comprise (à dater du jour de l'inoculation) dans un laps de trois semaines environ. Les croûtes terminales de l'éruption tombent en général du vingtième au vingt-cinquième jour, à cela près de légères variations en plus ou en moins ;

2° La syphilis, d'autre part, ne commence le plus habituellement son évolution apparente que vers le vingt-cinquième jour qui suit l'inoculation ; — quelquefois un peu plus tôt ; — d'autres fois un peu plus tard ; — mettons, pour fixer des chiffres, du dix-huitième au trentième jour.

En conséquence, du rapprochement de ces divers chiffres il résulte ceci :

Que, d'une façon générale, la syphilis commencera

son évolution apparente alors que la vaccine aura terminé ou sera sur le point de terminer la sienne;

Et, d'une façon plus explicite, que deux cas peuvent se présenter en l'espèce. Ainsi :

1° Si l'évolution de la vaccine a été un peu hâtive ou celle de la syphilis un peu tardive, il devra exister un intervalle de quelques jours entre la disparition des dernières manifestations de la vaccine et l'apparition des premiers accidents de la syphilis.

Supposons, par exemple, que la vaccine ait accompli son évolution le vingt-deuxième jour et que la vérole commence seulement la sienne vers le vingt-huitième jour. Dans ce cas, comme 28 — 22 = 6, il existera donc un *laps intercalaire* de six jours entre la chute des croûtes terminales de la vaccine et l'éclosion du chancre.

2° Au contraire, si la durée de l'éruption vaccinale a quelque peu dépassé ses limites ordinaires, ou bien si l'apparition du premier accident de la vérole est tant soit peu précoce, la vaccine n'aura pas encore accompli toute son évolution alors que la syphilis inaugurera la sienne.

Mettons, par exemple, que la vaccine dure vingt-cinq jours, et que l'éclosion du chancre ait lieu le dix-huitième jour. Comme 25 — 18 = 7, il y aura donc sept jours pendant lesquels les deux maladies *coexisteront*, seront en scène simultanément, se traduiront simultanément par les symptômes propres à chacune d'elles. C'est-à-dire que, pendant sept jours, les deux maladies, si je puis ainsi parler, feront conjonction, à la façon de deux astres qui se rencontrent et dont les cycles empiètent réciproquement l'un sur l'autre. C'est dans ce dernier cas, forcément, que l'ensemble morbide sera le plus complexe, puisqu'il se composera de deux lésions affectant le même territoire et en quelque sorte *superposées*.

Voilà ce que, relativement à l'évolution des phénomènes, nous permet de préjuger la théorie, théorie basée, je le répète, non pas sur de simples hypothèses, mais sur des notions cliniques et scientifiques absolument certaines.

Eh bien, ce que préjuge ainsi la théorie, l'expérience le confirme de point en point. Si bien qu'en recherchant d'une façon spéculative ce qui devait se passer, je n'ai fait qu'une chose en réalité, à savoir vous décrire ce qui se passe effectivement, ce que réalise la clinique. Et, en effet, dans l'étude symptomatologique que nous devons aborder actuellement, nous allons retrouver tous les divers détails de l'évolution morbide que nous venons d'édifier hypothétiquement de toutes pièces.

Spécifions d'abord une distinction nécessaire. Deux ordres de cas se présentent en pratique. Ainsi :

1° Il est possible que des diverses piqûres par lesquelles a été pratiquée l'inoculation vaccinale, ce ne soient pas les mêmes qui déterminent à la fois et la vaccine et le chancre ;

2° Il est possible au contraire que ce soient les mêmes piqûres d'où dérivent à la fois la vaccine et le chancre.

Examinons tour à tour chacune de ces éventualités.

I. — Premier ordre de cas. — Six piqûres, je suppose, ont été pratiquées suivant la coutume. Quelques-unes, au nombre de quatre par exemple (comme dans un cas personnel que je prends pour type), fournissent une vaccine régulière qui suit ses périodes classiques.

Du vingtième au vingt-cinquième jour, les croûtes des pustules vaccinales se détachent et tombent. Tout est fini, ou du moins semble fini. — Cela, *c'est la vaccine.*

Puis, voici qu'une piqûre ou que les deux piqûres qui avaient avorté paraissent entrer en évolution et « vouloir prendre », suivant l'expression des malades. Un bouton se manifeste à leur niveau. Ce bouton s'accroît, s'excorie, devient croûteux, etc. Bref, ce bouton n'est rien autre qu'un chancre qui vient de faire éclosion et qui va achever de se développer ultérieurement. — Cela, *c'est la vérole.*

Telle a été précisément l'évolution des phénomènes dans l'un des cas que je vous ai déjà cités, celui de M. le Dr Millard.

Ici donc, vous le voyez, les deux évolutions morbides, c'est-à-dire celle de la vaccine et celle du chancre, ne sont pas seulement indépendantes chronologiquement; elles sont de plus indépendantes *comme siège.* Dans les cas de cet ordre, vaccine et chancre évoluent seulement côte à côte, au voisinage l'une de l'autre, mais avec des sièges différents. Vaccine et chancre ne sont pas contenus dans le même berceau. L'une est née de telles piqûres, et l'autre de telles autres.

II. — Second ordre de cas : Vaccine et chancre issus de la même piqûre.

Deux maladies, dans ce nouvel ordre de choses, vont évoluer au même siège, se succéder, se superposer *in situ*, si je puis ainsi parler. De là, conséquemment et nécessairement, une symptomatologie plus complexe que dans le cas précédent. Quelle va-t-elle être?

Règle invariable, c'est la vaccine qui ouvre la scène. Comme d'usage, elle commence à poindre le quatrième jour.

Cette vaccine suit son cours de la façon la plus normale. Elle ne présente pas la plus légère irrégularité, le moindre caractère insolite qui soit de nature à faire suspecter ce qui se produira au delà. En un mot, elle est ce qu'elle doit être (1). Si bien que plusieurs fois on y a puisé sans défiance, pour y recueillir du vaccin. Aurait-on agi de la sorte, si elle eût offert quelque particularité exceptionnelle ?

(1) Maintenant que le service des vaccinations et des revaccinations fonctionne avec régularité dans nos hôpitaux, nous avons chaque semaine sous les yeux des spécimens nombreux de vaccine développée sur des sujets syphilitiques de tout âge, de toute constitution, etc. Or, je ne cesse de remarquer et de faire remarquer à mes élèves que cette vaccine des sujets syphilitiques ne diffère par aucun attribut objectif, non plus que par aucun attribut d'évolution, de la vaccine des sujets sains, et cela, même chez des malades en pleine éruption secondaire, même chez des malades affectés de syphilis grave. Elle offre souvent le type le plus accompli, le plus parfait, de la vaccine classique. On y puiserait en toute confiance, mais pour y recueillir la syphilis avec le vaccin.

Cela est d'autant plus essentiel à affirmer que des opinions contraires ont été plus d'une fois imprudemment émises. On a dit que « toute association à la vaccine d'un virus étranger se traduirait par une modification correspondante de la vésicule vaccinale ». On a même avancé qu'un sujet syphilitique « est incapable de développer une vésicule vaccinale typique » ! (V. P. Forster, *On vaccino-syphilitic inoculation*, *The American Journal of Syph. and dermatology*, juillet 1870.) Ce sont là des erreurs absolues, actuellement condamnées par l'observation, à ce point qu'il serait superflu, je pense, d'en instituer une réfutation en règle. Les signaler suffira.

Donc, tout se passe comme d'usage, en tant qu'évolution vaccinale.

Arrive finalement la période de dessiccation des pustules. Et alors, de deux choses l'une :

Ou bien les croûtes tombent à l'échéance usuelle, en laissant leur cicatrice usuelle. Tout semble fini. Puis voici, quelques jours plus tard, que cette cicatrice devient le siège d'un travail morbide nouveau. Elle rougit, s'enflamme visiblement et se transforme en un bouton papuleux, puis excoriatif, puis croûteux. Cette lésion nouvelle s'étend, progresse, s'amplifie. Bref, c'est un *chancre* qui s'est constitué en ce point.

Ou bien enfin — et avec cette dernière éventualité nous arrivons à une occurrence clinique des plus complexes et des plus ambiguës — les croûtes vaccinales, au moment où elles devraient tomber, où même elles devraient être tombées, ne tombent pas. Elles subsistent *in situ*. Et, d'autre part, à cette époque où les symptômes aigus de la vaccine sont périmés, un processus inflammatoire nouveau semble envahir la région. Une aréole rougeâtre se forme au pourtour de la croûte, qui se soulève et s'épaissit. En un mot, il devient manifeste, au moins pour un œil médical, qu'il se fait là quelque chose de nouveau et d'insolite.

Et, en effet, les jours suivants, la lésion nouvelle s'affirme de plus en plus, non-seulement par la persistance et l'élargissement excentrique des croûtes, mais encore par une certaine infiltration résistante des tissus sous-jacents. Détachez alors la croûte par l'application de quelques cataplasmes, et sous elle vous trouverez une surface dermique excoriative ou ulcéreuse, laquelle n'est autre qu'un *chancre* en voie de développement.

Ainsi donc, le chancre est ou était constitué *sous la croûte même de la vaccine.* C'est ce chancre en voie de formation qui a entretenu et consolidé la croûte vaccinale en lui fournissant des matériaux nouveaux. C'est lui qui, de la sorte, a prolongé la durée apparente de la vaccine.

Aussi bien pouvons-nous comprendre d'après cela ces assertions des malades si souvent relevées dans les observations de syphilis vaccinale, à savoir « qu'ils ont eu une vaccine *longue*, une vaccine *qui n'en finissait pas*, une vaccine dont les croûtes ne voulaient pas tomber, etc. ». Cette « vaccine longue », cette vaccine prolongée bien au delà de son terme habituel, ce n'est là que le *chancre vaccinal éclos sous la dépouille croûteuse de la vaccine.*

D'où il suit que, dans les cas de cet ordre, de tous les plus complexes, l'éclosion du chancre est absolument *larvée* (mot exact ici par excellence), c'est-à-dire masquée par le revêtement croûteux de la vaccine antérieure.

D'où il suit encore qu'à un moment donné les deux maladies qui ont été introduites dans l'organisme par une même piqûre se trouvent en *évolution synchrone*, se trouvent en conjonction. Seulement, l'une d'elles en est à son déclin, à sa terminaison, alors que l'autre commence seulement à poindre. Et ce sont les vestiges, les débris croûteux de la première qui dissimulent à l'œil l'éclosion et les progrès embryonnaires de la seconde.

Inutile d'ajouter si une telle évolution est absolument faite pour dérouter le diagnostic, au moins pendant un certain temps. Et même disons mieux : il est un certain temps où le diagnostic de la lésion naissante, à savoir du chancre vaccinal, est absolument et radicalement *impossible* dans cet enchevêtrement de phénomènes morbides, dans cette superposition, si je puis ainsi dire, de deux processus pathologiques. Très positivement le chancre qui naît ainsi sous une croûte vaccinale échappe au diagnostic aussi bien qu'il échappe à la vue. Et ce n'est qu'ultérieurement, par le progrès des lésions locales et plus encore par l'apparition du bubon satellite, qu'il peut être suspecté d'abord, puis affirmé.

Telles sont les diverses variétés d'*évolution initiale* dont est susceptible la syphilis qui succède à l'inoculation vaccino-syphilitique.

Résumons-les en disant :

Le chancre syphilitique qui succède à l'inoculation d'un vaccin emprunté à un sujet syphilitique peut :

Ou bien se développer seul, sans phénomènes d'inoculation vaccinale, le vaccin faisant défaut ;

Ou bien se développer avec la vaccine ; et toujours alors il est *consécutif* à la vaccine, toujours il lui est postérieur chronologiquement.

Et, dans ce second ordre de cas :

Ou bien il se développe isolément, sur des piqûres qui ont été réfractaires à la vaccine ;

Ou bien il se développe sur des piqûres ayant subi l'évolution vaccinale. — Et alors, il entre en scène tantôt un peu après la terminaison de la vaccine, c'est-à-dire après la chute des croûtes vaccinales; tantôt avant la chute de ces croûtes, auquel cas il naît sous elles, d'une façon latente et véritablement larvée.

IX

Une fois le chancre vaccinal né et développé de la sorte, l'évolution ultérieure de la syphilis issue de ce chancre n'est plus que l'évolution d'une syphilis ordinaire. Ce qui va suivre, en un mot, n'est plus que de la syphilis commune, dégagée de tout élément particulier.

Et, en effet, la syphilis vaccinale n'emprunte rien de spécial à son origine. En dehors de son mode de genèse, en dehors des particularités de son accident initial, elle ne se distingue par aucun trait d'une syphilis vulgaire, succédant à une contagion vénérienne ou résultant d'une inoculation expérimentale.

Ce qui suit le chancre vaccinal, en conséquence, n'est plus, si je puis ainsi parler, que de la syphilis ordinaire, de la syphilis banale.

De sorte que l'évolution ultérieure de la syphilis vaccinale, se modelant sur celle de toute syphilis, se compose de la succession des phénomènes et des étapes que voici:

1° Peu de temps après l'éclosion du chancre, constitution à son voisinage d'une adénopathie spéciale, rappelant exactement par l'ensemble de ses caractères l'adénopathie symptomatique du chancre, celle qu'on appelle le *bubon satellite*. Or, le chancre vaccinal ayant presque invariablement son siège sur le bras, c'est dans l'aisselle que se produit ce bubon.

2° Au delà, pour un laps de plusieurs semaines, absence de tout nouvel accident. C'est là la période dite *seconde incubation* de la syphilis, période pendant laquelle le chancre et l'adénopathie constituent les seuls phénomènes par lesquels se traduit l'infection.

3° Puis, comme d'usage, au delà de ces six à sept semaines, explosion d'accidents divers, habituellement multiples, disséminés, éparpillés. Vous reconnaissez là le début de la période des *accidents généraux* de la syphilis.

Ajoutons que cette période se traduit d'abord, sauf exceptions rares et relatives à des cas initialement graves, par des manifestations de l'ordre de celles qui sont usuellement désignées sous le nom de *manifestations secondaires*, à savoir, pour ne parler que des plus fréquentes :

Syphilides érythémateuses, papuleuses, papulo-squameuses, papulo-croûteuses, etc.; — croûtes du cuir chevelu, et alopécie ;

Syphilides des diverses muqueuses, notamment de la muqueuse buccale, gutturale, génito-anale, etc.;

Adénopathies multiples, disséminées ;

Accidents névralgiques ou névralgiformes, céphalée, douleurs vagues, etc.

Ultérieurement, enfin, la syphilis achève d'évoluer suivant ses lois habituelles, pour aboutir, si elle n'est pas réprimée par un traitement convenable, à l'ordre d'accidents plus tardifs connus sous le nom d'*accidents tertiaires*.

Telle est, d'une façon générale et schématique, l'évolution de la syphilis vaccinale.

Voulez-vous que maintenant je mette en regard de ce schéma une observation clinique? En voici une que j'emprunterai à mes notes et qui va reproduire, copiées sur nature, toutes les particularités de symptômes et d'évolution que je viens de signaler.

Une jeune fille de quinze ans est revaccinée. Les trois piqûres qui lui sont faites déterminent une vaccine normale, qui suit un cours régulier. — Mais, quelques jours après leur cicatrisation complète, les boutons vaccinaux commencent une autre évolution, s'enflamment, semblent se reconstituer, et aboutissent à former de grosses croûtes, à base engorgée et dure. — Bientôt survient une adénopathie axillaire correspondante. — Bref, ces lésions deviennent manifestement des chancres syphilitiques, qui sont dûment reconnus pour tels, et qui ne se cicatrisent que deux mois plus tard, après plusieurs cautérisations.

Puis, six à sept semaines après le début de ces lésions post-vaccinales, invasion de diverses manifestations secondaires : syphilide érythémateuse, plaques muqueuses, céphalée, croûtes du cuir chevelu, alopécie, etc. — Un traitement spécifique est institué, mais abandonné bientôt après la disparition de ces derniers accidents.

Aussi bien la diathèse poursuit-elle son cours, en s'accusant par la série des accidents suivants, que je signalerai seulement d'une façon sommaire : cinq ans plus tard, syphilide tuberculeuse de la face; — six mois après, poussée nouvelle de syphilides gommeuses à la cuisse, ayant laissé de vastes cicatrices; exostose claviculaire, etc.; — quatre ans au delà, syphilide tuberculeuse de la joue (1).

N'est-ce pas là, comme qualité et comme évolution de symptômes, le type accompli d'une syphilis ordinaire? Et, réserve faite pour le siège de son accident initial, en quoi la syphilis dont je viens de vous tracer le tableau diffère-t-elle des cas que nous observons d'une façon courante, c'est-à-dire des syphilis de contamination vénérienne?

X

Cela établi, il est indispensable maintenant de revenir sur deux points de l'exposé qui précède.

Je veux d'abord ne laisser aucun doute en vos esprits sur ce fait majeur, que toute syphilis issue d'une inoculation vaccinale reconnaît pour exorde, pour accident

(1) Je n'ai pu avoir, dans ce cas, de renseignements sur la syphilis du vaccinifère, qui fut perdu de vue tout aussitôt après la vaccination. Tout ce que j'en sais se borne à ceci : « c'était un enfant à grosse tête, extrêmement chétif et malingre », à ce point que, tout d'abord, la famille de la malade dont je viens de raconter l'histoire refusa de laisser pratiquer l'inoculation avec le vaccin d'un tel « moribond ».

Mais peu importe cette lacune. Car l'évidence de la contamination vaccino-syphilitique s'impose véritablement dans ce cas. Elle s'impose d'autant plus que la mère de la jeune fille en question fut également infectée par ce même vaccin.

Vaccinée en même temps que sa fille, elle subit des accidents identiques : vaccine normale, d'abord ; — puis, quelques semaines après, chancres développés sur la cicatrice des boutons vaccinaux ; — puis, à échéance classique, accidents secondaires. — Dix ans plus tard, cette dame fut prise d'une syphilis cérébrale, à laquelle elle succomba.

initial, un *chancre*, un véritable chancre. Car à ce fait se rattache un triple intérêt, intérêt de pratique, intérêt de doctrine, intérêt médico-légal. Vous allez me comprendre.

Qu'il y ait lieu d'imputer à la vaccine toutes les responsabilités qui lui incombent, cela va de soi. Mais il ne convient pas moins, à coup sûr, de l'exonérer de celles qui lui seraient indûment appliquées.

Or, en maintes occasions la vaccine a été accusée de ce dont elle n'était pas coupable. A parler seulement de ce qui ressortit à notre sujet, on l'a plus d'une fois mise en cause relativement à des syphilis avec lesquelles elle n'avait qu'un simple rapport de coïncidence. Les cas de cet ordre, où une telle erreur s'est produite, sont moins rares que vous ne sauriez le supposer *a priori*, et ils intéressent fort le praticien, comme vous allez le voir. Généralement ils se présentent comme il suit.

Un enfant issu de parents syphilitiques est vacciné, je suppose, quelques semaines après sa naissance. Peu de temps après, mettons quelques semaines plus tard, la syphilis dont il est entaché héréditairement fait invasion par divers accidents. *Post hoc, ergo propter hoc,* suivant le vieil adage. Donc on ne manque guère d'incriminer la vaccine de ce résultat. C'est elle la coupable, c'est elle qui a infecté cet enfant. Et vous comprenez, en effet, combien l'occasion est propice, pour un père syphilitique par exemple, de décliner ainsi une hérédité compromettante.

Disons d'ailleurs que, sans intention mauvaise, des personnes étrangères à notre art peuvent bien prendre le change et, de bonne foi, rendre la vaccine responsable d'une syphilis qui lui a succédé à brève échéance, qui lui a succédé à la façon dont un effet succède à sa cause, dont une bronchite succède à un refroidissement.

Un fait de cet ordre s'est présenté à moi il y a quelque temps. Le voici en deux mots.

Un jeune enfant, de deux mois environ, m'est amené pour des accidents non équivoques de syphilis. « Ces accidents, me dit-on, se sont produits trois semaines après qu'on a eu vacciné l'enfant, qui est né sain, et qui jusqu'alors a joui d'une santé parfaite. Donc, ajoute-t-on, c'est la vaccine qui en est cause. » Examen fait, je suis bientôt et facilement convaincu de l'erreur. Très sûrement le vaccin n'est pour rien dans cette affaire, et l'enfant est tout simplement affecté d'une syphilis héréditaire. Prenant alors le père à part, je l'interroge sur ses antécédents, et il ne fait aucune difficulté pour m'avouer qu'en effet il a été affecté de syphilis quinze à seize mois avant son mariage. Les choses, vous le voyez, étaient donc des plus claires. Mais alors pourquoi cet homme mettait-il en cause la vaccine comme origine de la syphilis de son enfant? C'est que, me dit-il — et cela en toute sincérité, j'ai lieu de le croire, — il se jugeait absolument guéri; c'est « qu'il lui semblait impossible d'avoir communiqué à son enfant un mal dont il ne souffrait plus, dont il ne conservait aucun reste et que, somme toute, *il n'avait plus* ».

D'autre part, vous concevez s'il y a intérêt pour le médecin à ce qu'en pareille occurrence l'erreur soit relevée et la filiation des phénomènes rétablie. C'est qu'en effet derrière la vaccine qu'on accuse il y a le médecin comme auteur responsable de cette vaccine. C'est lui, le médecin, qui a choisi le vaccinifère, qui a pratiqué l'inoculation, etc. On peut lui demander compte de ses actes, on a recours contre lui. Et plusieurs fois, en effet, des médecins ont été mis en cause à propos de syphilis qu'on prétendait issues de la vaccine, alors qu'elles dérivaient tout simplement d'une infection héréditaire.

Eh bien, Messieurs, avons-nous moyen de différencier catégoriquement ces deux ordres de syphilis, c'est-à-dire ces syphilis *pseudo-vaccinales* (laissez-moi les qualifier ainsi) qui succèdent à la vaccine sans relation de causalité avec elle, et la véritable syphilis vaccinale, bien réellement issue du vaccin ?

Oui, certes. Et même ce diagnostic différentiel, dont nous aurons longuement à parler plus tard, repose sur tout un ensemble de signes des plus précis et des plus formels, au nombre desquels tout naturellement figure en première ligne le *chancre vaccinal.* Jugez donc s'il importe de bien établir que l'accident qui succède à l'inoculation vaccino-syphilitique et qui apparaît au point même de la piqûre vaccinale, est sûrement un chancre et un chancre syphilitique.

Or, je dis que cet accident est un chancre, et j'invoque pour le démontrer les six raisons suivantes :

C'est un chancre :

1° Parce qu'il succède à l'inoculation dans le délai classique où se produit le chancre à la suite de toute inoculation contenant le virus syphilitique, c'est-à-dire après une échéance moyenne de trois à quatre septénaires ;

2° Parce qu'à l'instar du chancre de contagion ou d'inoculation expérimentale, il se produit là et exclusivement là où le virus a été introduit dans l'organisme, c'est-à-dire au siège même de la piqûre vaccinale ;

3° Parce qu'il reproduit fidèlement, exactement, tous les caractères cliniques, tous les attributs objectifs du chancre (mais réservons ce point sur lequel nous allons bientôt revenir en détail) ;

4° Parce qu'à ses côtés se développe ce bubon spécial qui, suivant l'expression de Ricord, est le compagnon fidèle du chancre syphilitique ;

5° Parce qu'avec ce bubon satellite il constitue pour un temps le seul ordre de symptômes par lesquels se traduit la maladie, ce qui est de règle dans l'évolution normale de la syphilis ;

6° Parce qu'enfin il est suivi à échéance déterminée, fixe, significative, des symptômes propres à la période dite secondaire de la syphilis.

Chacune de ces raisons comporte en l'espèce une signification nette et précise ; *a fortiori* leur réunion est-elle absolument démonstrative.

Concluons donc, sans qu'il soit nécessaire, croyons-nous, d'insister davantage, en disant que très certainement, au-dessus de toute contestation possible, la lésion qui succède *in situ* à l'inoculation vaccino-syphilitique est un *chancre* syphilitique.

XI

CHANCRE VACCINAL.

Un dernier point nous reste à aborder pour en avoir fini avec la partie clinique de notre sujet ; et celui-ci est relatif à la caractéristique objective du chancre vaccinal, comme aussi aux variétés qu'il comporte.

Le chancre vaccinal, avons-nous dit précédemment, débute presque toujours par un *bouton papuleux*, originairement sec, qui ne tarde pas à s'excorier, à devenir humide, puis à se couvrir d'une croûte.

Ce bouton, d'abord minime, s'élargit en s'étalant, en formant un petit plateau légèrement surélevé, une papule plate. Progressivement il devient comparable, comme étendue, à une lentille, à une pièce de vingt centimes, à une pièce de cinquante centimes, quelquefois même, mais plus rarement, à une pièce d'un franc.

A sa période adulte et dans son type normal, il se présente sous l'aspect d'une *lésion croûteuse,* à croûte solide, compacte, régulière de contour et le plus souvent même circulaire, de couleur brun foncé, quelquefois avec reflets verdâtres.

Cette croûte n'est qu'un masque sur la lésion. Car la lésion vraie est au-dessous d'elle, et consiste en une *plaie* du derme, plaie tantôt simplement excoriative et superficielle, tantôt un peu creuse. Cette plaie, c'est le chancre vaccinal.

Ce chancre présente comme caractères : une forme

généralement arrondie ; — une circonférence nettement arrêtée, délimitée ; — des bords à peine saillants, non pas taillés à pic, comme on le dit trop souvent, mais se raccordant au contraire en pente douce avec le fond de la plaie ; — un fond lisse, uni, grisâtre par places et rouge sur d'autres points ; — enfin, une base dure, offrant au palper une induration spéciale, et spéciale par ce double attribut : 1° d'être nettement circonscrite à la base même de la lésion, sans diffuser graduellement dans les tissus voisins ; 2° de se caractériser sous le doigt par une résistance sèche, élastique, parcheminée, très différente, comme sensation, soit de l'empâtement œdémateux, soit de l'engorgement inflammatoire. Bref, c'est l'induration chancreuse que l'on sent sous la base de cette lésion, avec tous les attributs classiques qu'on lui connaît.

Ainsi constitué, le chancre vaccinal persiste un temps assez long sans modifications bien apparentes. Quelquefois la croûte s'en sépare, détachée qu'elle est par les frottements ou par une cause accidentelle quelconque ; mais elle ne tarde pas à être remplacée par une croûte nouvelle.

Puis, après quatre à six semaines comme moyenne la plus habituelle, un travail de réparation se produit sous la croûte. Celle-ci tombe, en laissant à nu une surface cicatricielle rougeâtre, d'un brun pigmenté.

A ce moment il est encore facile de sentir sous la cicatrice une induration lamelleuse plus ou moins accentuée, qui s'atténue ensuite et disparaît progressivement.

Reste finalement, comme dernier vestige de la lésion, une

macule pigmentée qui ne se décolore qu'assez lentement.

A ces divers caractères impossible de méconnaître un chancre dans la lésion que nous venons de décrire. Et en effet, nous retrouvons ici tous les attributs du chancre syphilitique, notamment le néoplasme cutané, l'excoriation de surface, l'induration spéciale de base, etc.

Que si ce chancre vaccinal se présente avec une physionomie quelque peu insolite, à savoir sous l'aspect d'une lésion croûteuse, cela tient à sa qualité même de chancre *cutané*. Chacun sait qu'abandonné à son évolution propre et non pansé, le chancre de la peau a pour tendance de se revêtir d'un enduit croûteux et de prendre la forme, l'allure objective d'un ecthyma, d'où le nom de chancre ecthymateux sous lequel il était autrefois désigné.

Tel est le chancre vaccinal sous son type le plus commun.

Complétons maintenant cette symptomatologie par quelques mots sur les variétés que comporte ce chancre vaccinal.

Il n'est pas rare qu'au lieu de consister en une érosion superficielle et plate (type le plus habituel du chancre syphilitique), le chancre vaccinal se présente sous la forme d'une *ulcération* véritable, laquelle entame réellement les tissus et creuse le derme dans une certaine épaisseur, en fournissant une suppuration assez abondante (1).

(1) Ainsi, dans les deux faits de Lecoq, les chancres vaccinaux se présentaient sous la forme d'ulcérations *comprenant toute l'épaisseur du derme, larges comme des pièces de deux francs, à bords taillés à pic, de coloration violacée*. C'était, dit l'auteur, des ulcérations *de*

On trouve même en quelques observations le chancre vaccinal représenté comme un « chancre à tendance phagédénique », voire comme un « chancre phagédénique ». De tels qualificatifs sont exagérés, je crois. En tout cas, ils ne sont pas justifiés par le détail des faits où ces prétendues complications se trouvent signalées. On voit bien qu'en certains cas le chancre vaccinal s'est élargi ou creusé, voire élargi et creusé à la fois, au delà de ce qui est habituel. Mais je ne sache pas que jamais il ait pris les caractères menaçants soit d'une ulcération térébrante, soit d'une ulcération serpigineuse, envahissante, etc., de façon à réaliser ce que produit le véritable phagédénisme en profondeur ou en surface.

D'autre part, il n'est pas rare non plus que le chancre vaccinal dépasse la durée usuelle du chancre syphilitique. Comme règle habituelle, nous sommes accoutumés à voir se cicatriser le chancre de contagion, même abandonné à sa marche naturelle et sans traitement, dans l'espace de quelques semaines, d'un mois à un mois et demi, deux mois au maximum. Or, le chancre vaccinal se prolonge assez souvent au delà de cette moyenne. On l'a même vu persister trois et quatre mois (1).

mauvaise nature, *très douloureuses*, se recouvrant du jour au lendemain d'une croûte brune qui emprisonnait un pus ichoreux et sanguinolent. Elles furent très rebelles et ne se cicatrisèrent qu'au bout d'un mois et demi. (V. Pièces justificatives, note X.) — P.

(1) Comme dans l'épidémie de Torre de Busi, rapportée par le Dr Adelasio.

« ... Ce fut devant la persistance de ces ulcérations (qui n'étaient autres que des chancres vaccinaux), *dont la guérison*, *abandonnée à elle-même*, *n'arriva qu'au bout de deux*, *trois et quatre mois*, que les mères comprirent enfin que quelque chose d'insolite se passait là. » (V. Pièces justificatives, note V.) — P.

Cette longue durée, non moins que la tendance ulcérative dont nous venons de parler, reconnaît certainement pour causes certaines raisons spéciales que nous aurons à signaler bientôt, telles que le tout jeune âge des sujets affectés, leur état chétif, misérable, athrepsique, le défaut de soins et d'hygiène, etc. Car, alors qu'il se produit en des conditions différentes, alors notamment qu'il est reconnu et traité dès son début, le chancre vaccinal évolue en général à la façon du chancre ordinaire et se répare hâtivement.

XII

PRONOSTIC.

La syphilis vaccinale, Messieurs, a mauvais renom, et il faut convenir qu'au premier abord cette triste réputation paraît bien méritée.

Parcourez, en effet, les nombreuses observations de syphilis vaccinale contenues dans les annales de la science, lisez surtout les récits navrants de ces fameuses épidémies dont je vous parlais tout à l'heure, et vous serez frappés d'un fait majeur entre tous, à savoir, la *mortalité* singulière des sujets infectés de syphilis par le vaccin.

On n'est point habitué à voir figurer la mort dans les premières périodes de la syphilis. Eh bien, non seulement la syphilis vaccinale *tue*, mais elle tue quelquefois à brève échéance. Exemple :

A Rivalta, on ne compta pas moins de sept morts (1).

(1) A savoir : Sept enfants directement infectés, morts trois ou quatre mois après l'époque de leur contamination. (V. Pièces justificatives, note III.) — P.

L'épidémie de Crémone, rapportée par Cérioli, se jugea par dix morts (huit enfants et deux femmes) (1).

Dans un autre fait, rapporté par le même observateur, on enregistra jusqu'à *dix-neuf morts* (2) !

De tels chiffres ne réclament aucun commentaire, n'est-il pas vrai ?

D'autre part, la syphilis vaccinale nous apparaît, en nombre de cas, singulièrement féconde en accidents consécutifs d'une haute gravité. Jugez-en par le seul fait suivant.

Dans une petite ville de province, un enfant syphilitique (qui devait mourir bientôt des suites de sa maladie) sert de vaccinifère pour cinq personnes. Toutes contractent la syphilis du vaccin de cet enfant, et voici le résumé très sommaire de leur histoire.

La première est affectée, trois ans après l'infection vaccinale, d'une carie de la mâchoire supérieure, puis, quelques années plus tard, d'une affection rénale très

(1) Huit enfants, infectés directement, et deux femmes contaminées par ricochet. (V. Pièces justificatives, note VI.)

(2) Dix-neuf enfants infectés directement. (V. Pièces justificatives, même note.)

A ces exemples nous pourrions en ajouter un certain nombre d'autres, car presque toutes les épidémies de syphilis vaccinale (toutes celles du moins où la nature du mal n'a été reconnue que tardivement) sont plus ou moins fécondes en cas mortels.

Ainsi :

A Torre de Busi, où des mois s'écoulèrent avant que la lumière fût faite sur la véritable nature du fléau qui sévit sur les vaccinés et sur les personnes de leur famille ou de leur entourage, trois enfants, trois nouveau-nés, infectés directement, succombèrent dans les huit ou neuf mois qui suivirent le jour de leur contamination. Un autre enfant (un de ceux qui furent infectés par ricochet) mourut également au bout de peu de temps. (V. Pièces justificatives, note V.)

De même, à Lupara, plusieurs des enfants infectés avaient déjà succombé avant que la maladie fût reconnue et le traitement institué. (V. Pièces justificatives, note VII.) — P.

vraisemblablement spécifique, laquelle entraîne la mort.

Une seconde est prise d'accidents cérébraux incontestablement syphilitiques, auxquels elle succombe.

Trois autres, composant une famille (grand'mère, mère et enfant) payent un non moins lourd tribut à la maladie, à savoir :

La grand'mère, par une syphilis grave, maligne, qui l'emporte rapidement ;

La mère, par une syphilis cérébrale qui aboutit à la mort.

Seul, l'enfant est sauvé, grâce à un traitement énergique.

C'est-à-dire, au total, *quatre morts sur cinq personnes affectées de syphilis vaccinale* (1) !

Ces faits et tant d'autres analogues que je pourrais produire ne laissent pas que de surprendre et d'effrayer.

De sorte qu'au premier abord on est tenté de se demander si la syphilis contractée par l'intermédiaire de la vaccine ne comporte pas une gravité particulière, n'est pas entachée d'une *malignité* insolite, toute spéciale.

Mais un examen plus approfondi des faits ne tarde pas à redresser cette impression d'un moment. Et, quand on se met à étudier de près les diverses épidémies ou les divers cas sporadiques de syphilis vaccinale, on est bientôt ramené à une idée plus juste relativement au véritable pronostic de la maladie. On acquiert alors la conviction que la syphilis vaccinale doit sa gravité non pas à sa qualité même de syphilis vaccinale, non

(1) Observation personnelle.

pas à son origine particulière, mais aux conditions spéciales dans lesquelles elle est appelée le plus souvent à se produire et à évoluer.

Quelles sont donc ces conditions? Il en est au moins deux principales que l'on doit aussitôt mentionner, à savoir :

1° Jeune âge des sujets qu'affecte cet ordre de syphilis.

Chacun sait que la syphilis, même acquise, est particulièrement grave chez les enfants et plus grave encore chez les nouveau-nés. Sans doute elle est bien moins redoutable que la syphilis héréditaire ; mais elle ne laisse pas que d'entraîner un pronostic des plus sérieux en maintes occasions. Il n'est pas rare, par exemple, de voir mourir du fait de la syphilis des nourrissons infectés par leurs nourrices.

Donc, rien d'étonnant à ce que la syphilis vaccinale, qui, de nature, est essentiellement destinée à atteindre les nouveau-nés ou les très jeunes enfants (puisque c'est dans les premières semaines ou dans les premiers mois de la vie que se pratique d'habitude la vaccination), emprunte à ce fait une gravité tout exceptionnelle et aboutisse à la mort dans un certain nombre de cas.

2° Un second facteur de gravité consiste en ce que la syphilis issue d'une telle origine est presque fatalement exposée à rester méconnue, au moins pour un certain temps.

Cela va de soi. La syphilis vaccinale, en effet, est toujours une *surprise*. On n'y songe pas de prime abord. Son accident originel naît de la façon la plus insidieuse et peut être facilement méconnu. L'éveil n'est presque jamais donné que par les manifestations secondaires; encore, à ce moment, la maladie passe-t-elle souvent inaperçue. A preuve tant et tant de cas que j'aurais à citer.

A Rivalta, par exemple, la syphilis ne fut soupçonnée qu'au bout de quatre mois, et cela sur les plaintes des mères qui voyaient bien, malgré leur ignorance des choses de l'art, qu'on avait inoculé à leurs enfants « une vaccine maligne, une vaccine qui n'en finissait pas ». Or, à cette époque, il y avait déjà six enfants morts et trois presque moribonds!

Méconnue de la sorte, la syphilis reste non traitée. Or, vous savez ce que devient ou ce que peut devenir une syphilis non traitée, alors surtout que, sévissant sur de jeunes organismes, elle a tendance à revêtir des formes graves.

Donc, sans aucun doute, la syphilis vaccinale doit en partie sa gravité à cette raison que, méconnue comme nature, elle n'est pas soumise (au moins dans ses premiers temps) au seul traitement qui pourrait en atténuer les dangers.

A ces deux principales causes de gravité de la syphilis vaccinale (jeune âge des sujets et absence de traitement) adjoignez, Messieurs, ce que vous voyez figurer dans nombre de cas, notamment dans les grandes épidémies d'Italie ou dans l'épidémie du Morbihan, à savoir: la misère, la mauvaise hygiène, voire l'absence absolue d'hygiène, l'alimentation insuffisante, l'habitat malsain, etc., puis encore l'ignorance, l'indifférence, l'incurie des malades ou des parents des petits malades, avec tout ce qui s'ensuit, etc., etc.

Réunissez, dis-je, toutes ces conditions mauvaises, et voyez si de la sorte vous ne constituez pas un ensemble d'influences merveilleusement faites pour imprimer à toute maladie, à la syphilis notamment, une intensité et une malignité particulières.

Eh bien, c'est précisément un tel ensemble de conditions qui a présidé à ces épidémies si meurtrières de syphilis vaccinale dont il a été précédemment question, épidémies où tout a concouru à décupler la force du virus pour aboutir à ces formes malignes et à cette mortalité terrifiante dont je vous ai parlé.

De sorte que, sans insister davantage (car je crois la preuve faite), je conclurai en disant :

1° Il est absolument vrai qu'en nombre de cas la syphilis vaccinale s'est montrée particulièrement grave ;

2° Mais il semble bien résulter de l'examen des faits que c'est là pour elle une *gravité d'emprunt*, si je puis ainsi parler, c'est-à-dire une gravité qui ne lui est en rien propre, qu'elle ne tire pas d'elle-même, qui lui est simplement conférée par les conditions défavorables où elle se produit usuellement.

De cela, d'ailleurs, nous avons la contre-épreuve dans un ensemble de faits précisément contraires.

Ainsi, transportez la syphilis vaccinale dans un autre milieu. Voyez-la, par exemple, affectant un adulte ou même un enfant placé dans de bonnes conditions hygiéniques ; voyez-la soumise à un traitement convenable dès le début des accidents. Tout aussitôt elle perd sa prétendue gravité ; elle redevient une syphilis ordinaire, elle rentre dans l'ordre des cas que nous observons chaque jour.

N'oubliez pas enfin ce qui s'est passé dans ces grandes épidémies d'Italie ou du Morbihan auxquelles il me faut incessamment revenir. Avant l'arrivée des médecins, tant que la maladie reste méconnue et abandonnée à elle-même, elle sévit sous une forme particulièrement grave et meurtrière. Puis, voici que les médecins et les autorités interviennent ; les uns instituent des traitements, les autres dispensent des secours, tous éclairent les esprits. Presque instantanément le mal s'apaise ; la mortalité se fait rare, exceptionnelle ; les enfants se rétablissent peu à peu ; les contagions « par ricochet » diminuent, etc., etc. Bref, tout rentre dans l'ordre, et la syphilis redescend à son taux normal, j'entends au niveau pronostique infiniment plus bénin qui lui est habituel.

XIII

ÉTIOLOGIE.

La syphilis vaccinale implique nécessairement comme origine un vaccin de provenance syphilitique.

Pour qu'une syphilis puisse légitimement recevoir l'épithète de *vaccinale*, il faut qu'elle dérive, d'une façon bien manifeste, de l'inoculation à un sujet sain d'un vaccin recueilli sur un sujet syphilitique. La syphilis vaccinale, en un mot, n'existe qu'à la condition d'un vaccinifère affecté de syphilis.

Or, est-il des conditions personnelles à ce vaccinifère syphilitique qui le rendent particulièrement dangereux au point de vue de la transmission de la syphilis par son vaccin? Voilà un point qui, tout d'abord, s'impose à notre examen.

Eh bien, les conditions d'âge, de sexe, de tempérament, de constitution, voire de santé générale, paraissent absolument indifférentes en l'espèce. A preuve ce qui va suivre.

Dans la plupart des cas, les vaccinifères qui ont transmis la syphilis se trouvent naturellement être des enfants. Cependant nous ne manquons pas d'exemples pour nous apprendre que la contagion peut tout aussi bien provenir d'adultes. Ainsi, dans le cas rapporté par M. Lecoq, la syphilis fut inoculée à deux soldats par du vaccin recueilli sur un de leurs camarades qui, trois mois auparavant, avait contracté un chancre induré (1).

De même, il y a quelques années, plusieurs soldats d'un régiment de ligne (une douzaine, m'a-t-on dit,

(1) Le 4 mai 1858, le Dr Jules Lecoq, chirurgien-major du 1er régiment d'infanterie de marine à Cherbourg, revaccina un certain nombre d'hommes de son régiment. Plusieurs militaires entre autres furent inoculés avec le liquide vaccinal « fourni par de bonnes pustules prises sur le bras d'un autre militaire ». Or, celui-ci, comme on ne l'apprit que plus tard, avait eu, trois mois auparavant, un chancre induré à la verge, pour lequel il avait subi un traitement à l'hôpital de la marine. — Parmi les hommes inoculés avec le vaccin de ce militaire, *deux seulement* furent infectés de syphilis. Chez l'un et l'autre la vaccine avait avorté. On leur avait fait trois piqûres à chaque bras. Ils eurent tous deux un seul chancre syphilitique développé au point même des piqûres et suivi, à échéance classique, des accidents secondaires habituels. (*Gaz. hôp.*, 1859, p. 598.) — V. aux Pièces justificatives, note X, l'observation reproduite *in extenso*. — P.

mais je ne saurais garantir le renseignement) furent infectés par le vaccin d'un de leurs camarades, plus tard reconnu syphilitique (1).

Dans plusieurs observations, les enfants syphilitiques qui servirent de vaccinifères nous sont représentés comme des enfants chétifs, malingres, maigres, cachectiques (2), sans parler même d'un cas où le vaccinifère était dans un tel état qu'il mourut le lendemain du jour où il fournit son vaccin (3).

Mais, d'autre part, les cas ne font pas défaut où le vaccin tout au contraire a été recueilli sur des enfants que l'observateur nous dépeint comme de « beaux enfants bien portants, bien développés, de bonne allure, semblant jouir d'une santé parfaite (4) ». Dans un cas

(1) Je n'ai traité que l'un de ces militaires. Il fut affecté d'un chancre du bras, avec adénopathie axillaire, et, plus tard, de roséole, de plaques muqueuses buccales et anales, d'alopécie, etc.

— De même, en Amérique, lors de la guerre de sécession, de nombreuses contagions, paraît-il, se produisirent d'adulte à adulte, parce que les soldats, effrayés des ravages d'une épidémie grave de variole, se vaccinaient entre eux. — Extrait d'un très intéressant mémoire de M. Joseph Jones, président du Conseil de santé de l'État de la Louisiane (*Vaccination. Spurious vaccination*), Baton Rouge, 1884, p. 331 à 338. (V. Pièces justificatives, note XI.) — P.

(2) Comme dans le cas de Hubner, qui fut condamné pour avoir pris le vaccin sur un enfant malsain et chétif. — V. note I de la page 37.

(3) Cas de M. le Dr Millard. C'est ce vaccinifère qui avait servi pour les inoculations vaccinales faites à l'Académie le 19 août 1865. (V. l'observation du Dr Millard reproduite *in extenso* aux Pièces justificatives, note I.)

De même, dans un autre cas, on avait eu l'imprudence d'accepter comme vaccinifère un enfant « tellement petit, chétif, souffreteux, malingre », que la famille où il fut amené en fut tout d'abord « *effrayée* ». Mais, comme « il paraissait d'ailleurs sain et qu'il n'avait ni boutons sur le corps, ni glandes, ni abcès », on passa outre. Deux personnes, qui reçurent le vaccin de cet enfant, furent infectées. On apprit plus tard que ledit enfant était syphilitique.

(4) Tels étaient, par exemple, les vaccinifères qui devinrent la source des épidémies de Sospiro, de Crémone, de Rivalta, du Lot, etc. (V. les Pièces justificatives.)

que j'ai en mains, le vaccinifère était, dit-on, « un enfant *superbe*, bien venant, de merveilleuse apparence ». De même, dans une observation de J. Hutchinson, un vaccinifère, qui contagionna dix personnes, avait été choisi parmi plusieurs autres enfants en raison même de son remarquable aspect de parfaite santé (1).

Donc, rien à tirer de ces premières conditions étiologiques.

Un autre point réclame toute notre attention, et celui-ci se formule comme il suit :

(1) Voici le cas auquel il est fait allusion.

Le 5 mai 1871, deux enfants, le frère et la sœur (celle-ci âgée de seize mois, celui-là âgé de quatre ans), sont amenés au Dr Warren Tay pour une éruption qui vient d'apparaître sur leur corps. — M. Tay reconnaît dans cette éruption un exanthème syphilitique absolument caractéristique.

En cherchant l'origine de cette syphilis, il apprend que les deux enfants ont été vaccinés il y a sept semaines, et il découvre sur leurs bras *des pustules vaccinales non encore cicatrisées et fortement indurées à leur base.*

Il informe aussitôt de ce fait M. Hutchinson, qui se fait donner par la mère des enfants le nom du médecin vaccinateur. Or, sur le registre de vaccinations de ce médecin, il était mentionné que 24 enfants ou jeunes gens avaient été inoculés, en même temps que les deux premiers sujets, avec le vaccin du même vaccinifère.

Grâce aux indications que lui fournit ce registre, M. Hutchinson put retrouver tous ces vaccinés, et voici ce qu'il constata :

Sur ces 24 vaccinés, 9 portaient des chancres syphilitiques sur les bras, chancres développés au siège même des piqûres vaccinales ; et 6 d'entre eux présentaient déjà des accidents secondaires.

Le vaccinifère, qui fut également examiné, était un *fort bel enfant*, présentement âgé de sept mois. Lors de la vaccination, *il avait été choisi parmi plusieurs autres vaccinifères, en raison même de son remarquable aspect de parfaite santé* et de la qualité de ses pustules vaccinales, qui évoluèrent toutes normalement. M. Hutchinson ne découvrit aucune éruption sur son corps. Il lui trouva seulement près de l'anus un seul condylome en voie de guérison. D'autre part, la tête de cet enfant était très développée et les fontanelles étaient largement ouvertes. — Le père et la mère paraissaient sains et nièrent tout antécédent syphilitique.

Médico-chirurgical Transactions, t. LIV, 1871, p. 332 à 339. — P.

Est-il nécessaire à la contamination vaccino-syphilitique que le vaccinifère soit, au moment de la vaccination, EN ÉTAT DE SYPHILIS ACTIVE, *c'est-à-dire de syphilis s'attestant actuellement par tel ou tel ordre de manifestations spécifiques ?*

Vous comprenez, Messieurs, l'importance capitale de la question au point de vue prophylactique. Car, si la contagion n'était susceptible de s'exercer que dans les conditions susdites, la prophylaxie deviendrait *ipso facto* des plus simples. Il suffirait, pour se garer de tout péril, d'exclure comme vaccinifères les sujets manifestement syphilitiques ou simplement suspects de syphilis de par tels ou tels symptômes évidents. La tâche serait en réalité des plus faciles et, conséquemment, la préservation des plus certaines.

Mais la réponse à la question qui précède se trouve pour ainsi dire contenue dans les faits que nous avons relatés jusqu'ici. S'il était besoin, pour que la contamination s'exerçât, de vaccinifères en état de syphilis ACTIVE au moment même de la vaccination, la syphilis vaccinale n'existerait pas, n'aurait jamais vu le jour. Car, réserve faite pour des circonstances tout exceptionnelles (1), on ne prend pas un vaccinifère au hasard, on le choisit, et personne assurément ne s'avisera jamais de recueillir du vaccin sur un enfant de santé suspecte, *a fortiori* sur un enfant actuellement affecté de symptômes manifestes de syphilis.

(1) Comme dans un cas où l'on fut forcé de *prendre ce qu'on avait*, et cela, dit l'observateur, parce qu'à ce moment « notre petite ville, d'une part, était envahie par une épidémie grave de variole, et, d'autre part, était bloquée par les troupes prussiennes ».

Il est évident que, si la syphilis vaccinale ne pouvait se produire qu'en de telles conditions, elle en serait encore à se produire pour la première fois.

Eh bien, cette induction de sens commun, l'expérience la confirme.

De par l'expérience, en effet, il est établi que :

La contamination vaccino-syphilitique peut être transmise par un vaccinifère en état de syphilis latente.

Précisons, car la chose en vaut la peine, car nous sommes ici plus que jamais en plein cœur de notre sujet et en face des considérations les plus pratiques.

Voici aujourd'hui, je suppose, un enfant qui ne présente extérieurement, ni sur la peau, ni sur les muqueuses, ni dans les glandes, etc., aucun symptôme de syphilis. D'autre part, il semble jouir d'une santé moyenne ou même bonne ; et l'examen attentif de ses viscères, aussi bien que la considération de son état général, ne permet en rien de supposer chez lui l'existence d'une lésion interne d'ordre spécifique. En un mot, il paraît sain et bien portant.

Eh bien, je dis que cet enfant, s'il est entaché de syphilis (et de syphilis soit héréditaire, soit acquise, n'importe), peut transmettre la syphilis par son vaccin à toute personne saine à qui ce vaccin sera inoculé aujourd'hui.

Voilà qui est bien extraordinaire, allez-vous me dire. Où trouvez-vous la preuve d'un tel fait?

La preuve de ce fait, nous l'avons dans plusieurs observations de syphilis vaccinale. Exemples :

Dans le cas précité du vétérinaire B..., l'enfant qui infecta par son vaccin dix-neuf personnes sur vingt-quatre avait été examiné *nu* de la tête aux pieds et reconnu sain. « De plus, il était, ajoute-t-on, en parfait état de santé, fort », etc. (1).

Dans l'épidémie de Rivalta, l'enfant Chiabrera, dont le vaccin infecta trente-huit enfants sur quarante-six, était, dit-on également, en parfaite santé. Il avait onze mois, et il est représenté dans l'observation comme un bel enfant, « de constitution robuste » (2).

Dans l'une de mes observations personnelles je trouve expressément noté que le vaccinifère, « qui était un bel enfant, de bonne apparence », fut examiné « nu de la tête aux pieds » par l'un de nos honorables confrères, médecin à coup sûr fort instruit et expérimenté. En outre, un examen spécial et prolongé porta sur la bouche, la gorge, les régions génitales, l'anus, etc. L'enfant fut trouvé absolument sain et accepté comme vaccinifère. Et cependant il était syphilitique. Il l'était si bien que, six semaines plus tard, il présentait sur les fesses et au pourtour de l'anus des syphilides aussi manifestes que possible, et que, d'autre part, il infecta au moins six personnes par son vaccin (3).

Et de même encore pour plusieurs autres cas que je pourrais citer.

Donc, Messieurs, il suffit qu'un syphilitique soit en état de syphilis *latente*, c'est-à-dire de syphilis ne s'ac-

(1) V. Pièces justificatives, note II.

(2) V. Pièces justificatives, note III.

(3) Observation inédite. — Dans ce cas, la mère ne fut pas examinée. Elle était « bien portante et saine d'apparence ». On n'a pas eu d'autres renseignements sur elle, non plus que sur le père.

cusant ni par aucun phénomène extérieur, ni par le moindre trouble de santé générale, pour que son vaccin puisse transmettre l'infection. Et voilà précisément ce qui fait le danger en l'espèce. Le danger, c'est l'aspect trompeur du vaccinifère.

Vous avez sous les yeux un enfant dont la peau, dont les muqueuses sont saines, dont la santé paraît irréprochable. Vous confiant à ces belles et rassurantes apparences, vous pouvez accepter ou même choisir cet enfant comme vaccinifère. Or, le malheur veut, je suppose, que cet enfant soit en puissance de syphilis latente. Qu'advient-il ? C'est qu'avec le vaccin de cet enfant vous inoculez ou pouvez inoculer la vérole à un ou plusieurs de vos vaccinés. Quel danger pour la pratique, Messieurs, et, en ce qui nous concerne personnellement, nous médecins, quelle responsabilité ! Quel avertissement aussi pour nous de ne choisir nos vaccinifères qu'à bon escient et sur d'autres garanties que celles de simples apparences extérieures !

Encore n'est-ce pas tout. Car il est un second péril avec lequel il nous faut compter, et celui-ci bien plus insidieux encore que le précédent, bien plus inattendu, comme vous allez en juger.

Il suffit a la contamination vaccino-syphilitique que le vaccinifère soit en incubation de syphilis.

Je m'explique par un exemple.

Un enfant sain, issu de parents sains, a été vacciné, je suppose, il y a huit jours, avec du vaccin puisé à une source syphilitique.

Le vaccin s'est développé sur lui aussi normalement que possible ; — et aujourd'hui, à son tour, cet enfant va servir de vaccinifère.

Eh bien, je dis que son vaccin pourra transmettre la syphilis.

« Impossible, allez-vous me répondre. Quoi ! cet enfant sain, issu de parents sains, vacciné il y a huit jours avec un vaccin impur, transmettrait aujourd'hui la syphilis avec son vaccin ! Impossible ; car, à supposer même qu'il ait contracté, du fait d'un vaccin impur, la syphilis il y a huit jours, il ne présente rien encore de syphilitique. Son chancre n'est pas né, ni même près de naître, puisqu'en moyenne le chancre vaccinal, comme le chancre de contagion, ne commence à éclore que trois, quatre, cinq semaines à la suite de la vaccination. Cet enfant n'a donc rien encore qui ait trait à la syphilis ; donc il ne saurait être dangereux. Qui n'a rien ne donne rien. »

Eh bien, ce raisonnement, cette induction théorique, l'observation lui inflige un démenti formel. A preuve les faits suivants :

A Lupara, du vaccin en tube sert à inoculer un grand nombre d'enfants, dont vingt-trois sont infectés de syphilis. Un de ces enfants sert à son tour de vaccinifère huit jours plus tard, et, de par son vaccin, communique la syphilis à *onze* autres enfants (1).

De même, à Rivalta, un des trente-huit enfants infectés fournit son vaccin, datant de dix jours, à dix-

(1) V. Pièces justificatives, note VII.

sept enfants. De ces dix-sept enfants, *sept* contractent ainsi la syphilis vaccinale (1).

Donc, vous le voyez, le vaccin d'un sujet *en incubation de syphilis* peut transmettre la syphilis.

J'accorde qu'en d'autres cas ce mode singulier d'infection ne s'est pas exercé, ainsi que des témoignages multiples l'attesteraient au besoin. Mais quelle est la valeur de faits négatifs, si nombreux soient-ils, contre un certain nombre de faits positifs bien observés ?

Je n'ignore pas, d'autre part, les objections qui ont été opposées à ce mode d'infection. On a dit ceci, par exemple :

« Mais le vaccinifère de seconde main, qui semble transmettre par son vaccin une syphilis qu'il n'a pas encore, ne pourrait-il pas être tout simplement un sujet entaché d'une syphilis antérieure à la vaccination, soit, par exemple, d'une syphilis héréditaire ? Auquel cas il transmettrait la contagion non pas par le fait d'une syphilis dérivant de son vaccin, mais par le fait de son infection propre, individuelle. »

Ou bien encore :

« Les prétendus cas d'infection dérivant d'une syphilis vaccinale en incubation ne pourraient-ils pas s'expliquer par des erreurs diagnostiques et consister tout simplement en ceci : des syphilis antérieures à la vaccine inaugurant par aventure leur évolution consécutivement à la vaccine ? »

(1) V. Pièces justificatives, note III.

Que de telles objections se soient produites, rien de plus naturel. Elles devaient même légitimement se produire, étant donné le caractère insolite du mode de contamination dont il s'agit. Mais veuillez remarquer qu'elles ne sont en rien applicables aux faits sus-énoncés (épidémies de Lupara et de Rivalta), où l'authenticité de l'infection vaccinale ressort en toute évidence et de la qualité et de l'évolution des symptômes observés. Elles restent donc non avenues en l'espèce, et nous n'avons pas à en tenir compte.

Au surplus, qu'y a-t-il donc de si extraordinaire dans l'ordre de faits en question? On s'étonne que des sujets en incubation de syphilis, c'est-à-dire, au total, en puissance latente de syphilis, puissent transmettre l'infection par leur vaccin, et cela avant que le chancre vaccinal soit éclos. Mais ce qui fait la syphilis, ce n'est pas le chancre, lequel n'est qu'une expression, un symptôme de la maladie; ce qui fait la syphilis, c'est la pénétration dans l'organisme du contage syphilitique. Sans doute *la syphilis existe avant le chancre*, et le chancre n'est en quelque sorte que la consécration d'une infection faite. Donc, il n'est rien d'impossible, rien de surprenant, à ce que l'organisme infecté soit apte à transmettre l'infection huit jours après l'avoir reçue, comme il le sera, de l'avis de tous, quelques semaines ou quelques mois plus tard. L'expérimentation seule pourrait nous permettre de résoudre cette question litigieuse de pathogénie; mais j'ose espérer qu'il ne se rencontrera personne pour recourir à ce genre de démonstration.

Enfin, puisque je suis sorti un instant du domaine de la clinique pour faire incursion dans celui des interprétations théoriques, laissez-moi vous dire encore, Messieurs, qu'une autre explication a été donnée à l'ordre de faits qui nous occupe.

On a supposé que la contamination qui peut dériver d'un vaccin infectieux avant l'éclosion même du chancre est simplement due à un phénomène de *contagion médiate*, et voici comment : une partie de la matière syphilitique inoculée avec le vaccin resterait *inabsorbée*, au siège même de l'inoculation, de façon à pouvoir être reprise par la lancette quelques jours plus tard et reportée sur un autre sujet. Je précise, car j'ai peur de laisser quelque obscurité en vos esprits sur une pathogénie qui n'a rien que de très simple en fait, mais dont l'exposé est singulièrement ardu.

Un enfant A, je suppose, a été vacciné il y a huit jours avec du vaccin recueilli sur un organisme syphilitique et a reçu de ce fait la syphilis, laquelle incube actuellement et, suivant la règle, n'entrera en évolution apparente que dans quinze jours à trois semaines. Aujourd'hui, un bouton vaccinal s'est produit sur cet enfant; et, comme ce bouton est absolument régulier et normal, comme il ne présente rien qui puisse éveiller un soupçon de contamination syphilitique, on y puise une gouttelette de liquide avec laquelle on vaccine un autre enfant B, lequel, du fait de cette inoculation, contractera également la syphilis.

Eh bien, dans l'interprétation proposée, voici comment l'infection passerait de l'enfant A à l'enfant B.

Une portion, une quantité quelconque du contage syphilitique inoculé à l'enfant A ne serait pas absorbée. Pour une raison ou pour une autre, elle resterait *en dépôt*, en stagnation, au sein des téguments ou sur le trajet de la piqûre, c'est-à-dire au point même où se forme le bouton vaccinal. Puis, par le fait du développement de ce bouton, elle se trouverait plus tard mêlée au liquide vaccinal.

Et alors, l'inoculateur venant à plonger la lancette dans ce bouton pour y recueillir la lymphe vaccinale, y recueillerait à la fois et le vaccin de formation nouvelle, et le contage syphilitique resté là en dépôt, de façon à reporter l'un et l'autre sur l'enfant B.

Si bien que, dans cette hypothèse, les deux enfants A et B seraient en réalité infectés l'un et l'autre par un seul et même contage, à savoir par la matière syphilitique dérivant d'une même source originelle. Si bien, comme je vous le disais, que la contamination de l'enfant B (celle qu'il s'agit d'expliquer) ne serait que le résultat de ce qu'on appelle une *contagion médiate*, contagion pour laquelle l'enfant A n'aurait servi que d'intermédiaire inerte, passif, *sans rien fournir qui vînt de lui pour l'infection.*

Que vaut cette interprétation, Messieurs, et quelle confiance lui accorder? Je ne saurais le dire, bien entendu. Prenez-la donc pour ce qu'elle est au total, à savoir pour une simple *hypothèse*. Il n'est pas impossible, certes, que telle soit la filiation des phénomènes contagieux; mais tout élément de certitude, voire de probabilité scientifique, nous fait défaut à cet égard.

Dernier point : Est-il des *procédés de vaccination* qui exposent plus que d'autres à la transmission de la syphilis par le vaccin?

A priori, il nous est bien permis de préjuger que tous les procédés de vaccination, quels qu'ils soient, doivent être aptes à transmettre la syphilis, pourvu que le vaccin contienne le contage syphilitique. Le procédé, bien évidemment, n'est ici que chose secondaire ; ce qui est l'essentiel dans la transmission, c'est la matière transmise. En autres termes, tout est dans la qualité du vaccin, qui contient ou non le germe pathogène.

L'observation clinique confirme en l'espèce les prévisions de la théorie. Voici, en effet, ce qu'elle nous apprend :

I. Dans la grande majorité des cas, la contamination a été transmise par la vaccination de bras à bras. C'est ainsi qu'elle s'est exercée, par exemple, dans la plupart des grandes épidémies précitées (1), ainsi que dans quantité d'autres cas particuliers.

II. Mais, d'autres fois, elle a été transmise par du vaccin conservé (vaccin en tubes, vaccin en plaques).

Un seul exemple : Dans le premier cas que je vous ai relaté, au début même de ces conférences, le vaccin avait été recueilli entre deux plaques de verre et ne servit à l'inoculation que plusieurs heures plus tard (2).

(1) Épidémie de Sospiro et de Crémone (faits de Cérioli), de la Rufina (faits de Galligo), de Rivalta, de Torre de Busi (rapport du Dr Adelasio au conseil de santé de Bergame), du Lot, d'Alger, etc. — P.

(2) De même le vaccin d'où dériva l'épidémie de syphilis vaccinale d'Auray (Morbihan) était du vaccin en plaques. La sage-femme, auteur involontaire de ces vaccinations malheureuses, l'avait reçu de la Préfecture de Vannes. — P.

Un vaccin *vieux*, passez-moi l'expression, c'est-à-dire conservé par un procédé quelconque depuis un temps plus ou moins long (quelques semaines, quelques mois, un an et plus) serait-il encore apte à transmettre la syphilis ? Nous manquons de documents pour résoudre la question.

XIV

PATHOGÉNIE.

Nous avons établi dans ce qui précède :

1° Qu'un vaccin emprunté à une source syphilitique peut ne pas transmettre la syphilis, alors que d'ailleurs il transmet ou non la vaccine ;

2° Qu'un vaccin de cet ordre peut au contraire transmettre la syphilis, alors que d'ailleurs il transmettra ou non la vaccine simultanément.

Ces deux faits essentiellement contradictoires, nous les avons établis preuves en mains. Il n'est pas à les récuser, parce qu'ils nous apparaissent comme contradictoires ; il n'est pas à dire qu'ils s'excluent, qu'ils se condamnent l'un l'autre. Quels qu'ils soient, ils *sont*, ils s'imposent, car ils dérivent tous deux d'observations absolument authentiques.

D'ailleurs, ces résultats si disparates, si opposés même, nous avons parfois occasion de les constater associés, réunis côte à côte, dans les vaccinations dites « par fournées ». C'est ainsi qu'en nombre de cas on a vu un même vaccin impur, inoculé à plusieurs sujets, déterminer chez les uns la syphilis sans la vaccine, chez d'autres la vaccine sans la syphilis, chez d'autres la vaccine et la syphilis à la fois, etc. Soit, comme exemple, le cas suivant, cité par Hutchinson.

Douze sujets sains furent vaccinés le même jour avec le vaccin d'un enfant syphilitique. Or, sur ces douze sujets il y en eut :

Deux, sur lesquels la vaccine seule se produisit sans contamination syphilitique ;

Un, qui prit la syphilis seule, en restant réfractaire à la vaccine ;

Sept, sur lesquels se développèrent la vaccine d'abord et la syphilis ultérieurement ;

Et deux, sur lesquels, consécutivement à la vaccine, l'infection syphilitique resta douteuse (1).

(1) Voici le résumé de cette intéressante observation.

Le 7 février 1871, un jeune médecin des environs de Londres, ayant à vacciner un grand nombre de personnes dans une même maison, fit choix, dans un bureau de vaccine publique, d'un enfant, âgé de quatre mois, ayant toutes les apparences de la santé et portant sur les bras six belles vésicules vaccinales.

Le médecin inocula successivement avec le vaccin de cet enfant dix jeunes personnes adultes. Il utilisa seulement pour cette vaccination quatre des vésicules du vaccinifère. — D'après le témoignage de la mère de ce dernier et le propre témoignage du médecin, plusieurs et peut-être bien toutes les vésicules vaccinales saignèrent au cours de l'opération.

Finalement, le vaccinateur recueillit dans un tube une certaine quantité de lymphe vaccinale parfaitement claire, avec laquelle il inocula, quelques instants après, deux personnes, un père et son fils, qui résidaient dans une autre maison.

Au total, douze personnes furent inoculées avec le vaccin de ce vaccinifère.

Chez toutes ces personnes, *sauf chez une seule*, l'inoculation réussit, et l'éruption vaccinale parcourut normalement ses périodes habituelles. Trois semaines plus tard, les croûtes du vaccin étaient tombées, et avaient laissé à découvert de petites cicatrices rondes, régulières.

Au bout d'un temps qui varia d'un mois à cinq semaines, plusieurs des sujets vaccinés allèrent consulter des médecins « parce que, sur leurs cicatrices mêmes de vaccine, il s'était développé de nouvelles ulcérations » — A la fin du deuxième mois à dater du jour

De tels faits (et ils sont nombreux) ne pouvaient manquer, vous le préjugez de reste, d'exciter la curiosité

de la vaccination, huit vaccinés sur douze présentaient sur les bras des chancres indurés caractéristiques.

Ces faits étant arrivés à la connaissance du conseil privé de la vaccine, une enquête fut ouverte, et le Dr Seaton, médecin inspecteur, pria le Dr Hutchinson d'examiner les malades et le vaccinifère, puis de dresser un rapport sur les résultats de son examen.

L'enfant vaccinifère, d'après les déclarations du médecin vaccinateur et de tous les sujets vaccinés, offrait, à la date de l'inoculation (ainsi qu'il a été dit), les apparences d'un excellent état de santé. Il était admirablement développé et n'avait nullement l'air grognon d'un enfant qui souffre. Quand M. Hutchinson le vit, le 5 avril, c'est-à-dire deux mois après la séance de vaccination, il remarqua que cet enfant avait une difficulté tout à fait suspecte à respirer par le nez. Enfin, en l'examinant nu, il constata sur lui l'existence de cinq petits condylomes autour de l'anus. Tous les doutes se trouvaient ainsi levés. M. Hutchinson ne put découvrir chez la mère aucune trace de syphilis, et il lui fut impossible d'obtenir de cette femme le moindre renseignement sur son mari, garde national à Paris.

Voici, en résumé, ce que présentèrent les douze sujets inoculés avec le vaccin de cet enfant et classés suivant leur ordre de vaccination:

1° Jeune homme de quatorze ans; — 3 inoculations; — vaccine régulière; — aucun accident ultérieurement.

2° Jeune homme de seize ans; — 3 inoculations; — vaccine régulière; — aucun accident ultérieurement.

3° Jeune homme de vingt ans; — 3 inoculations à chaque bras; — vaccine, d'abord; — puis, un seul chancre syphilitique vaccinal, suivi d'accidents secondaires.

4° Jeune fille de dix-huit ans; — 4 inoculations; — vaccine, d'abord; — puis, 3 chancres syphilitiques vaccinaux suivis d'accidents secondaires de moyenne intensité.

5° Jeune fille de vingt-quatre ans; — 3 inoculations; — vaccine, d'abord; — puis, 3 chancres syphilitiques vaccinaux ,suivis d'accidents secondaires de moyenne intensité.

6° Jeune fille de dix-sept ans; — 3 inoculations; — vaccine d'abord; — consécutivement, rougeur et induration sans ulcération des trois cicatrices; pas d'autre accident par la suite (cas douteux).

7° Jeune fille de vingt ans; — 4 inoculations; — vaccine d'abord; — consécutivement, rougeur et induration sans ulcération de deux cicatrices; pas d'adénopathie axillaire; inflammation suspecte des amygdales; pas d'autre accident (cas douteux).

8° Jeune homme de vingt ans; — 4 inoculations; — vaccine, d'abord; — puis, un seul chancre syphilitique vaccinal, suivi d'accidents secondaires légers.

9° Jeune homme de vingt-deux ans; — 3 inoculations; — vaccine d'abord; — puis, un seul chancre syphilitique vaccinal, suivi d'accidents secondaires légers.

10° Jeune homme de dix-huit ans; — 3 inoculations, qui, toutes trois,

des observateurs et de donner naissance à des interprétations, des théories, des controverses pathogéniques.

On s'est évertué à rechercher la raison de résultats aussi discordants. Et, tout naturellement, on a été conduit, dans cette voie, à discuter la question préalable que voici :

Quelle est, dans un vaccin qui transmet la syphilis, l'humeur, la matière qui transmet la syphilis?

Cette question s'impose à nous actuellement, et j'ai le devoir de vous en parler en détail, car vous comprenez quel intérêt pratique se rattache à la solution qu'elle comporte, si tant est que nous puissions lui assigner une solution.

Ainsi posée, la question a déjà reçu bien des réponses et des réponses très diverses, comme vous le préjugez sans peine.

Les uns ont dit : « L'agent qui transmet la syphilis dans un vaccin impur, mais c'est *ce vaccin* lui-même; c'est le vaccin qui, sécrété par un organisme syphilitique, porte en lui les qualités infectieuses du terrain qui l'a fourni. »

— « Non, ce n'est pas le vaccin, ont répondu les autres

avortèrent; — un chancre syphilitique développé plus tard sur le siège d'une des piqûres; — accidents secondaires légers.

11° Homme de quarante-cinq ans, marié, père de famille, sans antécédents spécifiques; — 3 inoculations, sur lesquelles deux prirent seulement; — puis, trois chancres syphilitiques vaccinaux, suivis d'accidents secondaires de moyenne intensité.

12° Jeune homme de dix-huit ans, fils du précédent; — 4 inoculations; — vaccine, d'abord; — puis, deux chancres syphilitiques vaccinaux, suivis d'accidents secondaires légers.

(Rapport sur la syphilis vaccinale, *Médico-chirurgical transactions*, t. 54, 1871, p. 317 à 332.) — P.

en protestant de la façon la plus énergique. Non, ce n'est pas le vaccin pur, limpide, cristallin, le *vrai* vaccin, en un mot; car ce vaccin, alors même qu'il est sécrété par un organisme syphilitique, n'en reste pas moins immaculé, immaculable, non susceptible de transmettre quoi que ce soit d'autre que la vaccine. Ce qui transmet la syphilis dans un vaccin impur, c'est l'*exsudation séreuse*, incolore, qui sourd de la vésicule vaccinale après qu'on a épuisé cette vésicule de son vaccin proprement dit. » — Chacun sait, en effet, qu'une vésicule vaccinale dont on a épuisé le contenu, voire dont on a asséché la surface, laisse encore sourdre par expression une certaine quantité d'un liquide séreux et limpide. Or, prétend-on, c'est ce liquide venant des capillaires, venant du sang, qui seul peut transmettre la syphilis. Tant que la vésicule vaccinale ne fournit que du vaccin, rien à craindre. Mais le danger commence une fois qu'en pressant la vésicule ou même en la laissant « couler » spontanément, on recueille autre chose que du liquide vaccinal.

D'autres encore sont intervenus en disant : « C'est le *sang* qui constitue le danger dans l'inoculation d'un vaccin développé sur un sujet syphilitique. Avec le vaccin pur, avec la sérosité vaccinale limpide et incolore, nul péril de contamination syphilitique. Mais le sang vient-il à se mêler au liquide vaccinal, alors il y a possibilité de transmettre la syphilis (1). »

(1) M. le Dr Viennois (de Lyon) a développé et défendu cette doctrine avec un remarquable talent.

Dans le très intéressant mémoire qu'il a consacré à l'étude de la

Puis, descendant aux détails, on a discuté sur la *quantité de sang* nécessaire à la contamination.

Pour les uns, il n'est que le vaccin *coloré*, c'est-à-dire contenant une quantité suffisante de globules pour prendre une teinte rouge ou rosée, qui soit dangereux. Ainsi, le vaccin pur des syphilitiques, c'est-à-dire le liquide vaccinal où l'œil ne découvrira pas de sang, serait inoffensif pour M. Viennois.

Pour d'autres, le vaccin, serait-il incolore, est susceptible de transmettre la vérole, du moment qu'il est mélangé à une quantité quelconque de sang. « D'ailleurs, a-t-on ajouté, pourquoi ne tenir compte que des globules rouges du sang en tant qu'agents de transmission de la syphilis? Si les globules rouges peuvent être dangereux, pourquoi les globules blancs ne le seraient-ils pas au même degré ? »

Ce n'est pas tout encore. Pour quelques-uns de nos confrères, la vaccine devenue *purulente* serait seule dangereuse. Dans cette hypothèse, donc, les *globules de pus* seraient par excellence les agents de transmission de la syphilis.

syphilis vaccinale, il aboutit, sur le point spécial qui nous occupe pour l'instant, aux conclusions catégoriques que voici :

« I. — Lorsqu'on recueille du vaccin sur un sujet syphilitique, et qu'on inocule à un sujet sain ce même vaccin, pur et *sans mélange de sang*, on n'obtient pour résultat que la pustule vaccinale, sans aucune complication syphilitique prochaine ou éloignée.

« II. — Au contraire, si, avec le vaccin d'un syphilitique porteur ou non d'accidents constitutionnels, on vaccine un sujet sain, et que la pointe de la lancette ait été chargée d'un peu de *sang* en même temps que du liquide vaccinal, on peut transmettre par la même piqûre les deux maladies : la vaccine avec l'humeur vaccinale, et la syphilis avec le sang syphilitique. » (*De la transmission de la syphilis par la vaccination*, *Archives génér. de médecine*, 1860.)

V. en outre, Viennois, *La syphilis vaccinale à l'Académie de médecine* (*Gazette hebd. de méd. et de chir.*, 1865).

D'autres enfin sont allés jusqu'à émettre cette opinion que l'infection vaccino-syphilitique se fait par les *lamelles épidermiques* que la lancette de l'opérateur peut détacher de la peau d'un vaccinifère syphilitique, etc., etc.

Je ne saurais m'arrêter, Messieurs, à discuter une à une toutes ces opinions qui ne sont (vous l'avez déjà compris) que de simples hypothèses ; d'autant que la critique qu'il nous faudrait en instituer n'aboutirait à aucun résultat pratique.

Je ne ferai exception que pour une seule, qui compte en sa faveur un certain ensemble de probabilités scientifiques et qui est agréée d'un grand nombre de médecins. Je veux parler du rôle joué par le *sang* dans la transmission vaccinale de la syphilis. Que devons-nous penser de cette interprétation pathogénique ? Voilà seulement ce que je me propose d'étudier devant vous.

L'opinion qui considère le sang comme l'agent unique et forcé de la transmission vaccinale de la syphilis a d'abord l'avantage de reposer sur un fait vrai, authentique, indéniable depuis la célèbre expérience de Pellizzari, à savoir la contagiosité du sang syphilitique. Il est certain aujourd'hui que le sang syphilitique, au moins à une certaine période de la syphilis, porte en lui le germe infectieux, le contage spécifique.

Donc, le sang mêlé au vaccin doit pouvoir transmettre la syphilis, exactement comme il la transmet alors qu'il est inoculé pur et sans mélange.

En second lieu, la même doctrine peut invoquer en sa faveur des considérations cliniques qu'il y aurait injustice à méconnaître. Ainsi, dans un certain nombre de cas de syphilis vaccinale, il est avéré, de par le témoignage précis des observateurs, que le vaccin coupable d'avoir transmis la syphilis avait été inoculé dans cette condition particulière, c'est-à-dire *mêlé de sang*.

Exemple : Dans une des lettres écrites au Dr Cerise par le Dr Pacchiotti à propos de l'épidémie de Rivalta, nous relevons ce passage : « Il est maintenant certain que, pendant la vaccination, du sang suintait des pustules de l'enfant Chiabrera ; et même il y a deux enfants, syphilitiques aujourd'hui, qui ont été vaccinés pendant que du sang coulait des pustules et avec la lancette chargée de sang et d'humeur vaccinale (1). »

De même, dans la relation de l'épidémie de Lupara, il est spécifié que le vaccin qui infecta 23 enfants, était « bien que transparent, *mêlé à un peu de sang* » (2). — Et de même encore pour une foule d'autres cas que je passerai sous silence (3), celui de J. Hutchinson, par exemple.

(1) V. Pièces justificatives, note III.

(2) V. Pièces justificatives, note VII.

(3) Voici encore, à ce propos, un fait des plus intéressants :

C'est une observation parue dans la *Gazette des hôpitaux* du 22 octobre 1864, p. 493. Elle est adressée à ce journal par un de ses correspondants de Béziers, et elle est citée *in extenso* dans le *Projet de rapport sur la syphilis vaccinale*, lu par Depaul devant l'Académie de médecine, dans la séance du 29 nov. 1864 (*Bull. de l'Acad. impér. de méd.*, 1864-65, t. XXX, p. 147 à 149).

Le 19 mars 1863, raconte le médecin de Béziers, la nommée A. M... vint chez moi avec un enfant de dix mois, vacciné huit jours auparavant, pour me prier de vacciner les enfants de deux amies qui l'accompagnaient. Je procédai à l'opération *avec la précaution de ne pas faire saigner les pustules*, qui étaient bien développées et ne présentaient rien d'anormal.

Au moment de recueillir du vaccin pour faire au second enfant la dernière piqûre, le vaccinifère fit un fort mouvement, et, la pointe de la lancette pénétrant plus profondément, une gouttelette de sang vint colorer le virus qui, à mon regret aujourd'hui, fut néanmoins ino-

En troisième lieu, on a relevé et légitimement remarqué cette particularité intéressante, sinon démonstrative, à savoir que, dans une fournée de vaccinés, ceux qui sont inoculés *les premiers*, c'est-à-dire au moment où la vésicule vaccinale encore gorgée n'a pas besoin d'être tourmentée, exprimée, pour fournir son vaccin, restent indemnes de syphilis; — tandis que ceux qui viennent ensuite, qui sont inoculés en dernier, c'est-à-dire alors que la vésicule épuisée ne fournit plus de liquide qu'à la condition d'être comprimée ou grattée, sont infiniment plus exposés à recevoir la contagion. Or,

culé. — Vingt-deux jours après, cette femme m'apporta cet enfant, sur lequel je constatai ceci: les pustules vaccinales s'étaient parfaitement développées et avaient régulièrement parcouru leurs périodes; il n'y avait d'exception à faire que pour celle qui résultait de *la dernière inoculation, et dont je me rappelais fort bien la position.*

Ce bouton présentait tous les caractères d'un « véritable pseudo-chancre ». Il était surmonté d'une croûte conoïde, de 2 centimètres de diamètre, d'une couleur sombre et très luisante.

Dans l'aisselle du même côté on trouvait une glande engorgée, du volume d'une moyenne noisette. Elle était mobile, douloureuse au toucher.

Quarante-neuf jours après, le pseudo-chancre était ulcéré et présentait une induration considérable. Le corps de l'enfant était couvert d'une roséole, et il existait aux parties génitales des plaques dont le caractère syphilitique ne pouvait être mis en doute.

Je me transportai alors au domicile de l'enfant qui m'avait fourni le vaccin. *Cet enfant était fort beau en apparence*, et ses pustules vaccinales étaient parfaitement guéries. Toutefois l'inspection de son corps me laissa voir de nombreuses syphilides papuleuses. Les ganglions cervicaux étaient fortement engorgés, et il existait quelques boutons aux parties génitales et à l'anus, boutons d'une nature moins que douteuse.

Le père de cet enfant m'apprit qu'étant soldat il avait eu un chancre induré, pour lequel il avait été traité trente-cinq jours à l'hôpital de Tours. Il était loin d'être guéri et présentait de nombreuses traces de syphilis, telles que croûtes sur le cuir chevelu, engorgement des ganglions cervicaux postérieurs, taches de syphilides, et plaques à l'anus.

Je dois dire, en terminant, que le premier enfant vacciné avec le même virus et dans la même séance n'a absolument rien eu. — P.

dit-on, comprimer ou gratter un bouton vaccinal, c'est presque nécessairement le faire saigner. Donc, c'est le sang qui, en pareil cas, transmet la syphilis (1).

Il n'est pas à nier, Messieurs, que ces considérations constituent des arguments sérieux en faveur de l'opinion qui fait du sang l'agent de transmission de la syphilis vaccinale. Mais contiennent-elles une démonstration véritable et péremptoire de cette pathogénie ? En d'autres termes, est-il désormais et définitivement établi que c'est le sang et lui seul qui transporte la syphilis du vaccinifère au vacciné? Oui, pour certains médecins ; mais non, pour d'autres, et nous sommes de ce nombre.

Oui, disent les confrères en question, c'est bien le sang qui est le vrai coupable et le seul coupable en pareille occurrence. Et la preuve, sans parler des arguments précités, c'est que, si la transmission ne dépendait pas d'une circonstance éventuelle, telle que l'effusion du sang dans l'inoculation vaccinale, tous les sujets qui sont inoculés avec un vaccin impur devraient être indifféremment contaminés, ce qui n'a jamais eu lieu. Si la syphilis était contenue dans le vaccin même, tous les sujets qui reçoivent ce vaccin devraient recevoir *ipso facto* la syphilis. Or, comme, de par l'expérience, quelques-uns seulement et non tous contractent la contagion, il faut bien que cette sélection ait sa raison d'être dans une circonstance accidentelle, laquelle n'intéresse que quelques-uns des sujets. Eh bien, à quoi rapporter avec plus

(1) Dans l'observation de J. Hutchinson reproduite en note, page 102, nous voyons également que, sur douze personnes inoculées avec le vaccin d'un enfant syphilitique, deux (*celles qui avaient été vaccinées les premières*) échappèrent seules à l'infection.

de vraisemblance cette circonstance accidentelle qu'à l'addition d'une petite quantité de sang au vaccin ? Puisque ce n'est pas le vaccin seul qui suffit à la contamination, il faut que quelque chose s'y ajoute pour lui communiquer une faculté virulente. Que pourrait être ce quelque chose, sinon le sang ?

Donc, concluent les médecins en question, c'est le sang qui transmet la syphilis dans l'inoculation vaccinale.

Mais, plus exigeants en matière de démonstration scientifique, d'autres médecins, sans récuser la valeur de ces divers arguments, se refusent à y trouver une preuve décisive et péremptoire de la doctrine qui attribue exclusivement au sang l'infection vaccino-syphilitique.

D'autant qu'à leur tour ils invoquent contre cette doctrine les deux considérations que voici :

I. — « D'abord, disent-ils, presque toujours, presque invariablement, le vaccin recueilli par les procédés ordinaires, c'est-à-dire sans précautions spéciales, *contient du sang*, et contient du sang, sinon en abondance, tout au moins en proportions appréciables. Donc, ce n'est pas l'absence du sang qui pourrait expliquer les cas nombreux, très nombreux, où du vaccin recueilli sur un organisme syphilitique est resté inoffensif. »

L'argument est précis et sérieux. Et, quant à son fond, à son terme majeur, comme auraient dit les dialecticiens d'autrefois, il est irréfragable. Oui, presque invariablement, le vaccin ordinaire est mélangé de sang, alors même qu'il paraît pur, limpide, incolore, cristallin. De cela voici la preuve.

M. Ch. Robin, de regrettable mémoire, a examiné à maintes reprises le vaccin recueilli et distribué par les soins de l'Académie de médecine, vaccin en plaques, vaccin en tubes, vaccin sur lancettes, etc. Et toujours il a vu (lui-même me l'a affirmé) que les globules sanguins « fourmillaient » dans tous ces vaccins.

M. Ricord et d'autres observateurs ont procédé à cette même recherche du sang dans le vaccin, et ont abouti à des résultats identiques à ceux de M. Robin.

A mon tour, j'ai fait répéter ces examens microscopiques dans mon laboratoire d'histologie, et *toujours*, sur tous les échantillons de vaccin que je me suis procurés à des sources diverses, la présence incontestable de nombreux globules sanguins ou d'éléments colorés, vestiges de ces globules détruits, a été dûment constatée.

Ce n'est pas cependant qu'on ne puisse obtenir du vaccin exempt de sang. MM. Renault et Delzenne ont cité des exemples de vaccin soit absolument pur, soit ne contenant qu'une quantité minime de globules sanguins. Mais les vaccins de cet ordre, de cette qualité, sont rares, exceptionnels. On ne les réalise — quand on parvient à les réaliser — qu'en procédant à leur récolte avec des soins minutieux, avec des précautions toutes spéciales. Or, je vous le demande, est-ce ainsi, est-ce avec cette circonspection d'expérimentateurs de laboratoire, qu'on pratique usuellement soit la vaccination, soit la récolte du vaccin (1)?

(1) Un médecin distingué, M. le Dr Barthélemy, a fait dans mon service une nombreuse série de recherches sur la présence du sang dans le vaccin.

Dans le but de s'assurer si la présence du sang dans le liquide

II. — En second lieu, il existe dans la science plusieurs cas de vaccinations malheureuses (j'entends sui-

vaccinal n'était qu'un résultat du *modus agendi*, du traumatisme opératoire, il a tour à tour procédé à la récolte du vaccin par des méthodes différentes. Tantôt il opérait comme on opère usuellement, c'est-à-dire sans plus de ménagements qu'on n'en apporte à la pratique courante de la vaccination; — tantôt, au contraire, il procédait avec des précautions minutieuses, méticuleuses, destinées à prévenir tout traumatisme, voire toute pression sur la pustule vaccinale; — d'autres fois, il se bornait à déposer une mince lamelle de verre sur la pustule préalablement ponctionnée avec le plus de ménagements possibles; — d'autres fois, enfin, il ne faisait sur la pustule qu'une simple ponction capillaire, attendait qu'une fine gouttelette se fût formée spontanément, et recueillait une portion de cette gouttelette sur la pointe d'une aiguille. — Eh bien, *dans tous ces vaccins, et quel qu'ait été le mode opératoire employé pour les recueillir*, M. le Dr Barthélemy a constaté d'une façon invariable la présence de globules sanguins. Il n'est jamais parvenu dans toutes ses expériences qu'à réaliser, relativement au nombre des globules, des différences du plus au moins. Pas une fois il n'a réussi à exclure absolument les globules.

Je ne saurais reproduire ici toutes les expériences de M. Barthélemy, mais je crois utile d'en citer une de chaque ordre, comme spécimen de la méthodique précision avec laquelle ses recherches ont été instituées.

I. — Vaccin recueilli suivant le mode usuel, par large ouverture de la pustule. — Liquide obtenu paraissant clair, limpide, non mêlé de sang. — L'examen microscopique y fait reconnaître de *très nombreux globules de sang*.

II. — Vaccin recueilli avec précautions toutes spéciales (petite ouverture pratiquée à la lancette sur le sommet de la pustule; pression très légère exercée sur la pustule avec le plat de la lancette, etc., etc.). — Vaccin absolument clair, hyalin, mais contenant encore de *nombreux globules sanguins*.

III. — Vaccin recueilli de la façon suivante : ponction pratiquée le plus soigneusement possible sur le sommet de la pustule; pression extrêmement légère exercée sur l'enveloppe épidermique de la pustule; fine lamelle de verre simplement déposée sur la gouttelette issue de la pustule, etc. — Vaccin absolument clair, transparent, incolore. — Globules sanguins moins nombreux. Cependant il est encore possible d'en compter 5 à 7 dans chaque préparation, sous le champ du microscope.

IV. — Vaccin recueilli de la façon suivante : une ponction très fine, presque capillaire, est pratiquée sur le sommet de la pustule; on ne touche plus à la pustule, et l'on attend que, par retrait élastique des tissus, elle ait fourni spontanément une petite gouttelette qui vient sourdre à l'orifice de la ponction; et alors, on recueille (toujours sans toucher à la pustule) une portion de cette gouttelette sur la pointe d'une aiguille ou le plat d'une lancette. — Vaccin absolument inco-

vies d'infection syphilitique) dans lesquels cependant on avait procédé avec des précautions minutieuses en vue d'obtenir un vaccin irréprochable, pur, non mêlé de sang.

Tel est, par exemple, un cas cité par Depaul, où l'on prit « toutes les précautions possibles » pour obtenir un vaccin pur et exempt de sang. On n'en aboutit pas moins à transmettre la syphilis avec ce vaccin si scrupuleusement recueilli (1).

Tels sont deux cas relatés par J. Hutchinson dans lesquels la contamination se produisit, bien que les vaccinateurs « eussent soigneusement évité de faire saigner les pustules ».

Tel est de même encore le cas du Dr Cory, qui s'inocula la syphilis, dans sa quatrième expérience, avec un vaccin « exempt de toute trace appréciable de sang », recueilli sur un enfant syphilitique (2). Et notez qu'il s'agit là d'un fait expérimental, où forcément on a dû procéder avec un luxe de précautions de tout genre,

lore. — Cependant le microscope y révèle encore l'existence de globules sanguins. Moins de globules, à coup sûr, que dans les expériences précédentes; mais on en trouve encore un certain nombre, et cela de la façon la plus évidente.

« M. le Dr Balzer, ajoute l'observateur, qui a bien voulu m'assister dans ces recherches, a contrôlé le résultat de toutes ces expériences... »

De là résulte, comme conclusion, qu'il a été *impossible expérimentalement d'exclure le sang du vaccin.* Toujours le vaccin contient quelques globules sanguins, alors même qu'on applique à sa récolte les précautions les plus minutieuses, précautions qui ne sont guère observées dans la pratique usuelle de la vaccination.

Est-ce assez dire si le vaccin *usuel* (on comprend de reste ce que j'entends par là) n'est pas toujours mêlé d'une certaine proportion de globules sanguins?

(1) V. *Bulletin de l'Académie de médecine*, 1867.

(2) Il est, en effet, bien spécifié dans le cas en question que le vaccin était « exempt de toute trace appréciable de sang ». (V. cette observation rapportée *in extenso*, p. 15.)

précautions auxquelles on ne s'astreint guère dans la pratique courante de la vaccination.

A cela, j'en conviens, les partisans de la doctrine qui rapporte tout au sang dans la transmission de la syphilis par le vaccin seraient autorisés à répondre que l'examen microscopique permet seul de décider si un vaccin contient ou non des globules de sang ; — que cet examen n'a pas été pratiqué dans les observations qu'on leur oppose, et que ces observations, conséquemment, sont non avenues; — qu'il n'existe aucun fait dans la science pour prouver que du vaccin reconnu, de par le microscope, exempt de tout globule sanguin ait jamais transmis la syphilis; etc., etc.

En sorte qu'au total, Messieurs, vous le voyez de reste par la discussion actuelle, on est loin d'être fixé sur l'élément humoral qui sert de véhicule au contage syphilitique dans le vaccin. La doctrine d'après laquelle le sang serait ce véhicule est à coup sûr séduisante et compte même à son actif des arguments d'une incontestable valeur. Mais elle n'est pas, d'autre part, sans rencontrer des objections importantes qu'elle est loin de résoudre complètement.

En définitive, sur ce point comme sur tant d'autres, il est impossible de formuler des conclusions précises. Force nous est donc ici, comme dans la plupart des questions de pathogénie et d'essence intime des contages infectieux, de rester dans le doute et de laisser une large part à l'inconnu.

En tout cas, au point de vue pratique, ce que nous

avons à retenir de l'exposé qui précède est ceci :

1° Que le vaccin, tel qu'il est recueilli d'habitude et tel qu'il est inoculé par les procédés usuels, est presque invariablement mêlé de sang, et cela alors même qu'objectivement, à l'œil non armé du microscope, il paraît incolore et pur ;

2° Que ce vaccin incolore a très sûrement transmis la syphilis dans un certain nombre de cas d'une authenticité parfaite ;

3° Qu'en conséquence, s'il convient de rejeter d'une façon absolue tout vaccin coloré, il n'est pas de garantie certaine à attendre d'un vaccin incolore contre le danger d'une inoculation simultanée de syphilis (1).

Au total, donc, la science n'est pas encore faite sur

(1) Cette conclusion est le point le plus important qui dérive de la discussion précédente ; car elle contient une application pratique, relative à la prophylaxie.

Dernière remarque. On a dit que la doctrine, d'après laquelle le sang serait le seul agent de transmission de la syphilis vaccinale, contient un danger pour la pratique en ce qu'elle « permettrait de recueillir le vaccin sur n'importe qui, voire *sur un sujet syphilitique* ». Ceci n'est qu'une crainte chimérique ; car, je le demande, quel est le praticien qui, si convaincu fût-il de l'innocuité d'un vaccin non mêlé de sang, « se permettrait » de recueillir du vaccin sur un sujet syphilitique, même avec toutes les précautions imaginables pour en exclure le sang ?

Un danger bien autrement réel, c'est la sécurité trompeuse qui, dans cette doctrine, pourraitrésulter, pour l'inoculateur, d'un vaccin en apparence non mêlé de sang. On pourrait, de par cette doctrine, avoir foi dans un vaccin de cet ordre, alors que, de par l'expérience, un tel vaccin est loin d'être exempt de tout risque infectieux. A coup sûr, la sécurité n'est pas, ne saurait être dans les *qualités apparentes* du vaccin ; elle n'est que dans ses qualités réelles, et celles-ci ne sont pas appréciables par les simples procédés d'investigation physique ou histologique d'après lesquels on a cru pouvoir les déterminer.

Aussi bien, comme nous le dirons plus loin, n'est-il rien à attendre de l'examen du vaccin pour conférer à la vaccination des garanties de sécurité absolue. Ces garanties doivent être cherchées ailleurs, dans une autre voie, celle qui a été déjà signalée par plusieurs médecins et que nous spécifierons bientôt.

la question de savoir quel est, dans une vaccination suivie de syphilis, l'agent qui transmet la contamination. Voilà la vérité.

Cela, Messieurs, il nous faut l'avouer, c'est même un devoir pour nous de l'avouer. Car bien préférable est pour la pratique la défiance qui résulte d'un fait ignoré que la sécurité dérivant d'une doctrine peut-être erronée.

XV

DIAGNOSTIC.

Très diverses sont les questions de diagnostic afférentes au sujet qui nous occupe.

A ne parler que des principales, il en est trois qui consistent en ceci :

I. — Différencier la vaccine ulcéreuse du chancre syphilitique vaccinal qu'elle peut simuler.

II. — Différencier de la syphilis les éruptions secondaires de la vaccine.

III. — Différencier de la syphilis vaccinale vraie les pseudo-syphilis vaccinales, c'est-à-dire celles qui succèdent à la vaccine sans en être le produit.

Le seul énoncé de ces divers problèmes vous dit assez l'intérêt qui s'y rattache. De toute évidence, en effet, ces trois questions vont nous ramener sur le terrain de la pratique et nous mettre aux prises avec l'ordre de difficultés que nous sommes exposés à rencontrer chaque jour dans l'exercice de notre art.

I. — Premier point : diagnostic différentiel à établir

entre la vaccine ulcéreuse et le chancre syphilitique vaccinal.

Il arrive quelquefois, chacun le sait, que la pustule vaccinale dégénère en une véritable ulcération, ulcération plus ou moins creuse et plus ou moins étendue. Parfois même cette ulcération est creuse à ce point qu'elle constitue une réelle entaillure ou, pour parler le langage des malades, « un trou » dans le bras. Elle peut également devenir assez large pour qu'en certains cas (non sans quelque exagération, il est vrai) on soit allé jusqu'à la qualifier de « phagédénique », en raison de ses dimensions exceptionnelles.

C'est là ce qu'on appelle communément la *vaccine ulcéreuse*, et ce qu'il ne serait pas déplacé quelquefois d'appeler la *vaccine chancriforme* (1).

Il n'entre pas dans mon sujet de vous exposer l'his-

(1) Cette lésion a même été désignée quelquefois sous le nom de *pseudo-chancre vaccinal.*

Je ferai remarquer que ces appellations de vaccine *chancriforme*, de *pseudo-chancre* vaccinal, n'ont quelque exactitude descriptive qu'en visant de certaines ressemblances entre la vaccine ulcéreuse et le *chancre simple,* mais non pas entre la vaccine ulcéreuse et le chancre syphilitique, comme on le croit et on le dit généralement.

Et, en effet, la vaccine ulcéreuse n'offre aucune analogie objective avec le chancre syphilitique. Elle en diffère, elle s'en éloigne à tous égards, comme on le verra par ce qui va suivre (V. Tableau de diagnostic différentiel, p. 126), tandis que, bien au contraire, elle se rapproche du chancre simple par des analogies objectives et des analogies d'évolution vraiment étonnantes. Elle s'en rapproche comme physionomie générale elle s'en rapproche par ses ulcérations creuses, profondes, térébrantes, par ses bords à entaillure abrupte, par son fond de mauvais aspect, par sa suppuration abondante, par sa tendance extensive, par ses complications de caractère inflammatoire ou malin, voire encore par son mode de retentissement sur les ganglions.

Aussi bien, la dénomination de vaccine *chancriforme* spécifie-t-elle une ressemblance possible de la vaccine avec le chancre simple, lésion habituellement, usuellement ulcéreuse, bien plutôt qu'avec le chancre syphilitique pour lequel les formes ulcéreuses sont rares, presque exceptionnelles.

toire détaillée de cette vaccine ulcéreuse. Je me bornerai à vous en rappeler les particularités principales, au double point de vue étiologique et clinique.

1° Comme étiologie, d'abord, notons les divers points que voici :

On observe plus souvent la vaccine ulcéreuse à la suite de la vaccination pratiquée avec le cow-pox qu'à la suite de l'inoculation du vaccin humain;

On la rencontre de préférence :

1° Chez les tout jeunes enfants, qui ont été vaccinés de trop bonne heure;

2° Chez les enfants chétifs, malingres, débiles, de constitution lymphatique, scrofuleuse;

3° Dans les milieux hospitaliers.

Si parfois elle reconnaît comme cause déterminante des irritations locales (telles que défaut de propreté, absence de pansement, frottements contre des linges rudes et malpropres, etc.), on la voit aussi, pour bon nombre de cas, se développer en dehors de toute cause directement provocatrice.

2° Au point de vue clinique, elle se présente sous la forme d'ulcérations véritables, qui succèdent aux piqûres vaccinales et à toutes les piqûres généralement. Ce sont des ulcérations qui creusent le derme bien au delà des limites qu'atteignent les pustules ordinaires; elles peuvent même, dépassant le derme, intéresser le tissu cellulo-adipeux, s'excaver *en entonnoir*, devenir térébrantes, et mesurer ainsi 3, 4, 5 millimètres et plus en profondeur.

Comme étendue, elles affectent en moyenne le diamètre d'une pièce de cinquante centimes.

Elles se présentent avec des bords élevés, comprenant toute la hauteur du derme, nettement entaillés, souvent même verticaux et *à pic*, rappelant assez bien d'aspect ceux du chancre simple.

Leur fond est anfractueux, inégal, de mauvais aspect, de couleur grise, jaune blafard ou jaunâtre ; — quelquefois même il est pultacé, diphthéroïde, ou bien encore gangréniforme, sphacélique.

Elles reposent sur une base de tissus plus ou moins engorgés, tendus, rénitents, voire *durs* quelquefois, mais d'une dureté inflammatoire, d'une dureté d'empâtement phlegmoneux, très différente (notons ce caractère au passage) de la véritable induration chancreuse.

Elles sont entourées d'une aréole violemment inflammatoire, rouge, largement étalée, souvent même très étendue, au point d'envahir une portion de la circonférence du bras, la moitié du bras et une bonne partie de l'épaule.

Elles peuvent enfin s'accompagner de phénomènes inflammatoires du côté des ganglions axillaires, qui augmentent de volume, perdent de leur mobilité et deviennent douloureux.

Tel est, Messieurs, très rapidement esquissé, le tableau de la vaccine ulcéreuse, sans parler de diverses complications possibles, telles que : angéioleucite, érysipèle ou pseudo-érysipèle de voisinage, phlegmon, abcès, voire sphacèle d'une portion du bras, accidents fébriles, quelquefois même état typhoïde, etc.

Eh bien, cette vaccine ulcéreuse, en raison même des ulcérations qu'elle détermine, a été maintes fois l'occasion d'erreurs diagnostiques. Maintes fois des ulcérations de cet ordre ont été rapportées à la syphilis (1). J'aurais, pour ma seule part, à vous citer plus d'une demi-douzaine de cas où de telles lésions ont jeté l'alarme dans les familles, parce qu'on les avait indûment considérées comme des « chancres », comme des « accidents initiaux de syphilis vaccinale ». Je me souviens encore de l'anxiété d'un jeune médecin venant nous amener ici, il y a quelques années, un petit enfant auquel il croyait avoir inoculé la syphilis par le vaccin, s'en accusant par avance, en exprimant les plus amers regrets, et nous montrant sur le bras de l'enfant la lésion que voici reproduite par ce beau moulage, œuvre de l'artiste éminent à qui nous devons le musée de Saint-Louis (2). Cette lésion n'était autre qu'une vaccine ulcéreuse.

Jugez par là de l'intérêt qui s'attache au diagnostic différentiel à instituer entre cette vaccine ulcéreuse et le véritable chancre syphilitique.

(1) V. Discussion à l'Acad. de médecine, séance du 21 nov. 1876. — Les observations de cet ordre, où des accidents de vaccine ulcéreuse ont éveillé le soupçon d'une contamination syphilitique, sont extrêmement nombreuses dans la science, à ce point qu'il serait superflu, je pense, d'en citer comme preuves tels ou tels spécimens particuliers.

(2) V. pièce n° 401, musée de l'hôpital Saint-Louis, collection particulière du Dr Fournier. — Moulage exécuté par M. Baretta. — On trouvera reproduite *in extenso* l'observation de ce cas curieux dans la thèse du Dr E. Corbeau (*De la vaccine ulcéreuse*, Th. de Paris, 1878).

Rapprocher de cette observation un cas semblable, dû à M. Alph. Guérin et présenté par lui à l'Académie de médecine (séance du 21 novembre 1876). — Cette lésion de vaccine chancriforme a été également reproduite par M. Baretta (Voir, au musée de l'hôpital Saint-Louis, la pièce portant le n° 422).

Voyons donc tout aussitôt quels sont les signes dont nous disposons pour établir ce diagnostic.

Nombre de considérations concourent à la solution du problème. Ainsi je pourrais vous dire, par exemple :

1° Que les accidents ulcéreux de la vaccine affectent généralement tous les boutons d'une vaccination, tandis que le chancre ne se produit guère que sur une ou quelques-unes des piqûres (1);

2° Que le chancre vaccinal se présente presque invariablement sous l'aspect d'une lésion croûteuse (chancre dit ecthymateux ou croûteux); — tandis que la vaccine ulcéreuse, en raison même de sa suppuration abondante, reste à l'état de lésion ulcérative. Elle suppure trop pour former croûte ;

3° Que la vaccine ulcéreuse se caractérise par une ulcération tout à la fois creuse, large, et vivement inflammatoire ; — tandis que le chancre vaccinal consiste presque toujours en une lésion moins creuse, moins étendue en surface, et relativement aphlegmasique ; — et, comme conséquence, que plus une lésion vaccinale se présente avec les allures d'une ulcération de mauvais

(1) Comme détail descriptif, notons que parfois les diverses ulcérations qui se produisent sur chacune des piqûres vaccinales aboutissent, en s'élargissant, à se rencontrer, à se réunir, à se fusionner. Si bien, que deux ou trois de ces ulcérations peuvent, à un moment donné, n'en plus former qu'une seule, de dimensions alors très étendues.

Il n'est pas rare que cette fusion s'atteste par une configuration de contours toute particulière. C'est ainsi qu'on a vu des ulcérations *composées* de la sorte par la fusion de trois ulcérations originelles affecter une *forme triangulaire*, qui, au premier abord, semble des plus extraordinaires. Sur un de mes malades, une lésion de cet ordre a représenté exactement, pendant quelques jours, un *trèfle de carte à jouer;* plus tard, elle s'est arrondie irrégulièrement, mais en conservant toujours un reste d'apparence *trifoliée.*

aspect, de caractère menaçant et malin, plus il y a de chances pour que cette lésion ne soit pas un chancre;

4° Que le chancre syphilitique s'accompagne fatalement d'une adénopathie axillaire à ganglions indolents, durs, aphlegmasiques; — tandis que la vaccine ulcéreuse, tout au contraire, ou bien ne retentit pas sur le système lymphatique, ou bien détermine un bubon inflammatoire, à ganglions plus ou moins volumineux, empâtés, tendus, douloureux, etc., etc.

Mais je ne fais que vous signaler en passant ces divers signes, parce que j'en ai un bien meilleur à produire, et celui-ci de nature à vous dispenser de tout autre.

Ce signe est emprunté à l'*évolution morbide;* il ressort de la chronologie pathologique; et, à ce titre, il est donc plus que facile à établir, à constater. Vous allez en juger.

A quel terme, à quel âge de la vaccine se produit la complication dite vaccine ulcéreuse?

Du douzième au quinzième jour, en moyenne; — quelquefois un peu plus tôt; — rarement plus tard. Mais supposons même, pour n'avoir pas à chicaner sur les chiffres, qu'elle ne fasse invasion que vers le vingtième jour.

Or, à pareille époque, c'est-à-dire à échéance de douze, quinze, vingt jours après la vaccination, qu'est-ce que le chancre vaccinal? Où en est, à pareil terme, le chancre vaccinal?

Réponse catégorique : A échéance de douze à quinze jours, ce chancre *n'est même pas né;* il est encore à naître.

A échéance de vingt jours, ou bien il n'est pas encore

éclos; — ou bien, s'il est éclos, il est encore embryonnaire, rudimentaire, minime.

Donc, un chancre syphilitique, à le supposer même de mauvaise nature, ne pourrait guère se présenter avec la physionomie de la vaccine ulcéreuse que trente à quarante jours au delà de l'époque de la vaccination.

Voyez quelle opposition de chiffres, voyez quelle différence chronologique d'évolution entre le chancre et la vaccine ulcéreuse.

Ainsi, à l'époque où la vaccine ulcéreuse bat son plein (passez-moi l'expression), le chancre ou bien n'existe pas encore, ou bien ne fait que de naître.

De sorte qu'en l'espèce le diagnostic est *affaire de chiffres*, dirai-je, et comporte la rigueur d'une évaluation numérique.

Exemple, que j'emprunterai à l'un des cas dont je vous parlais précédemment.

Un tout jeune enfant m'est présenté par ses parents littéralement éplorés. « Il est atteint, me dit-on, d'un mauvais mal, la syphilis peut-être, et cela consécutivement à une vaccination récente. Trois *chancres* larges et creux se sont produits sur l'un de ses bras, et l'un d'eux est déjà grand comme une pièce d'un franc, bien que la vaccination ne remonte pas à plus de dix-sept jours. » *Dix-sept jours!* De par ce chiffre seul j'étais déjà fixé, si bien qu'avant même d'examiner les ulcérations du bras, je rassurai les parents en leur disant : « Je ne sais ce que je vais avoir à constater sur votre enfant; mais, à coup sûr, ce n'est pas et ce ne peut être une syphilis vaccinale. Car, à dix-sept jours de date d'une vaccination, il ne saurait exister de chancre vaccinal large comme une pièce d'un franc. » Et, en effet, examen fait, il ne s'agissait que d'une vaccine à déviation ulcéreuse, ce que d'ailleurs l'évolution ultérieure confirma absolument.

De même pour le jeune enfant qui me fut amené ici par l'un de nos confrères et dont je vous parlais tout à l'heure. Cet enfant présentait des ulcérations creuses, térébrantes même, et larges comme une pièce de cinquante centimes, alors que son vaccin datait seulement de *treize* jours. Aussi bien, même avant tout examen, avions-nous récusé comme *impossible* (impossible, entendez bien le mot, Messieurs) le caractère syphilitique et l'origine vaccino-syphilitique de ces lésions.

Donc, je le répète, l'évolution est absolument significative en l'espèce, et le diagnostic se fait ici *de par l'évolution*. — Ce qui n'empêche, bien entendu, qu'au besoin, on ne puisse recourir à la considération des signes cliniques, et que ce recours même ne s'impose alors qu'on est consulté plus tardivement.

En tout cas, rappelons-nous bien ceci : c'est que, dans l'ordre de cas dont il vient d'être question, les erreurs diagnostiques sont presque toujours commises parce qu'on méconnaît les lois d'évolution de la syphilis, parce qu'on oublie que l'incubation de la syphilis ne s'abaisse jamais assez pour déterminer un chancre et surtout un chancre adulte à la période où la vaccine ulcéreuse produit ses ulcérations chancriformes. Tenez compte, Messieurs, de l'échéance chronologique des accidents, et vous vous préserverez sûrement de telles méprises.

Le tableau suivant vous présentera groupés et résumés les éléments principaux du diagnostic différentiel que nous venons d'étudier.

DIAGNOSTIC DIFFÉRENTIEL DE LA VACCINE ULCÉREUSE ET DU CHANCRE VACCINAL.

Vaccine ulcéreuse.	*Chancre vaccinal.*
I. — Signes d'évolution.	
I. Invasion *du douzième au quinzième jour* après la vaccination.	I. Invasion se faisant en général *au delà de la troisième semaine* après la vaccination, jamais avant le quinzième jour.
II. Lésion déjà pleinement constituée dès le vingtième jour après la vaccination.	II. A échéance de vingt jours après la vaccination, le chancre ou bien est encore à *naître*, ou bien ne fait que d'éclore et est encore *petit*, rudimentaire.
II. — Signes cliniques.	
I. Affecte généralement *toutes les pustules* d'une vaccination.	I. Ne se développe guère que sur quelques-unes des pustules vaccinales ; Souvent même se produit sans être précédé de pustules vaccinales.
II. Physionomie générale : celle d'une *lésion ulcéreuse et vivement inflammatoire.*	II. Physionomie générale : celle d'une *lésion croûteuse, habituellement aphlegmasique.*
Au détail :	Au détail :
III. Lésion *ulcéreuse*, excavée, térébrante, trop profonde pour donner l'idée d'un chancre.	III. Lésion soit simplement excoriative, soit ulcéreuse, mais bien *moins creuse* (sauf exceptions rares) que la vaccine ulcéreuse.
IV. *Suppuration abondante*, trop abondante pour se dessécher en croûte.	IV. Lésion presque constamment *croûteuse.*
V. Bords nettement *entaillés*, quelquefois à pic, rappelant ceux du chancre simple.	V. Bords non entaillés, peu élevés, jamais à pic, se raccordant en pente douce avec le fond de la lésion.

VI. Fond anfractueux, inégal, de mauvais aspect, quelquefois pultacé ou sphacélique.	VI. Fond lisse, uni.
VII. Base dure, mais d'une *dureté inflammatoire*, empâtée, œdémateuse.	VII. Base présentant une *induration spéciale*, spéciale par sa circonscription, spéciale surtout par sa rénitence sèche, élastique, parcheminée (induration chancreuse proprement dite).
VIII. *Aréole très accentuée*, inflammatoire, rouge, érysipélateuse, quelquefois très étendue.	VIII. Aréole minime relativement, moins inflammatoire, très souvent inappréciable.
IX. Ou bien nul retentissement ganglionnaire; — ou bien adénopathie de caractère inflammatoire.	IX. *Adénopathie constante*; — et adénopathie *spéciale*, à ganglions aphlegmasiques, indolents et durs.
X. Complications fréquentes : angéioleucite, phlegmon, érysipèle, accidents fébriles, etc.	X. Complications très rares.

XVI

Second problème : *Différencier de la syphilis vaccinale les éruptions secondaires de la vaccine.*

C'est un fait actuellement bien connu que la vaccine est susceptible de déterminer à sa suite des éruptions diverses.

Ces éruptions se divisent très naturellement en deux groupes de la façon suivante :

1° Les unes, éruptions vaccinales proprement dites, consistent en la production de véritables *boutons vaccinaux*, se développant en dehors des points piqués par la lancette, mais identiques aux boutons vaccinaux qui ont succédé sur place aux inoculations du vaccin.

C'est là ce qu'on appelle *vaccine surnuméraire*, ou

bien encore *vaccine généralisée* alors que l'éruption affecte une véritable dissémination.

2° Le second groupe comprend des éruptions tout à fait différentes dermatologiquement de la vaccine, lesquelles se produisent sous forme d'exanthèmes d'ailleurs assez variables de caractères (exanthèmes rubéoliques, morbilleux, scarlatiniformes, etc.).

Les éruptions du premier groupe ne sauraient évidemment donner lieu à aucune erreur de diagnostic, du moins en ce qui nous concerne (1). Nous n'avons pas à en parler.

(1) Je passe ici sous silence, en effet, certains cas très exceptionnels — mais fort curieux, j'en conviens, — dans lesquels une vaccine surnuméraire venant à se développer sur les organes génitaux, le périnée, l'anus, les fesses, etc., puis à s'ulcérer consécutivement, a pu simuler tels ou tels accidents de syphilis et donner lieu aux soupçons les plus regrettables.

Ces cas sont étranges et merveilleusement faits à coup sûr pour dérouter le diagnostic au premier abord. Mais ils sont tellement rares, tellement exceptionnels, qu'il suffira, je pense, de les mentionner.

En voici, au surplus, deux spécimens.

I. (Obs. du Dr Morin). « *Auto-inoculation vaccinale périanale et périvulvaire simulant des syphilides.*

Une jeune dame vaccinée au bras gauche éprouva, au moment de l'éruption locale, de si vives démangeaisons autour des points d'inoculation qu'elle ne put s'empêcher d'y porter la main. Quelques jours après, M. Morin voit arriver chez lui le mari de sa jeune cliente, qui vient tout effrayé lui faire part de ses craintes. Une rangée circulaire de grosses pustules ulcérées et suintantes s'était déclarée dans la région périanale et péri-vulvaire qu'elle encadrait, simulant en tous points une série de plaques muqueuses exulcérées. Singulièrement étonné par cette nouvelle, que rien dans les antécédents du jeune ménage ne paraissait justifier, M. Morin, assisté du Dr Monod, put établir, à la suite d'une minutieuse enquête, qu'il s'agissait simplement d'une auto-inoculation vaccinale, due au transport du vaccin par les ongles dans des régions prurigineuses et humides, favorables à l'*implantation* du virus. »

II. (Obs. du Dr Behrend). *Vaccine généralisée simulant des syphilides périanales.*

Ce second cas est relatif à une fillette de dix ans qui avait été vaccinée dans une pension de la ville, et qui fut présentée à l'auteur dix jours après la vaccination. — Il se développa, à la face interne des deux grandes lèvres, sur le périnée, au pli interfessier et jusque sur l'anus,

Mais il n'en est pas de même pour celles du second groupe. Celles-ci ont été prises maintes fois pour ce qu'elles n'étaient pas, et rapportées indûment à la syphilis. Et alors, d'une part succédant à la vaccine, et d'autre part réputées syphilitiques, il est tout naturel qu'elles aient pu donner le change pour des manifestations de syphilis vaccinale.

Rappelons-en sommairement les caractères principaux.

D'abord, comme échéance d'apparition, elles se produisent en général au cours ou au déclin de la fièvre vaccinale, c'est-à-dire du neuvième au quinzième jour après la vaccination, quelquefois un peu plus tôt, mais rarement un peu plus tard.

En second lieu, comme forme dermatologique, elles consistent en des exanthèmes de types variés : tantôt analogues à la roséole vulgaire, au point même de constituer parfois une roséole pure et simple (*roséole vaccinale*) ; — tantôt se rapprochant des éruptions rubéoliques ou scarlatineuses (*rougeole*, *rash*, ou *scarlatine vaccinale*); — d'autres fois encore, mais plus rarement, érythémato-papuleuses (*lichen vaccinal*), ortiées et presque tuberculeuses (*urticaire vaccinale*), ou bien même papulo-vésiculeuses, miliaires (*miliaire vaccinale*), eczématoïdes, impétiginoïdes, etc. ; — bien plus

des pustules serrées les unes contre les autres, du volume d'un pois. Après s'être exulcérées, ces pustules guérirent en quelques jours sous l'influence d'un traitement anodin. L'éruption avait été observée par la mère, le neuvième jour après la vaccination.

Dr H. Dauchez, *Des éruptions vaccinales généralisées* (VACCINIDES) et *de quelques dermatoses suscitées ou rappelées par la vaccination.* Thèses de Paris, 1883, pp. 60 et 61.

rarement encore, pemphigoïdes ou purpuriques (*vaccine bulleuse, vaccine hémorrhagique*) (1).

Presque toujours elles se limitent aux téguments cutanés. Par exception elles envahissent certaines muqueuses comme la muqueuse buccale, sous forme de taches d'un rouge foncé (2).

Presque invariablement aussi, ce sont des éruptions sèches. Il n'est pas impossible toutefois qu'elles deviennent partiellement humides au niveau des points où les téguments sont adossés (régions interfessière, génito-crurale, anale, périnéale, etc.), et c'est alors qu'elles peuvent simuler des syphilides muqueuses.

Enfin, en quelques cas, on a vu la vaccine ulcéreuse s'accompagner d'éruptions ecthymateuses, au niveau des fesses notamment, ou bien être suivie de taches maculeuses, voire de macules « véritablement cuivrées ».

Comme teneur générale, ce sont le plus souvent des éruptions partielles, limitées à quelques régions du corps (tronc, fesses, organes génitaux), quelquefois même circonscrites à une seule. Mais en d'autres circonstances elles se disséminent, et cela jusqu'à affecter même une certaine généralisation.

Il est rare quelles restent sans réaction sur l'état général. A des degrés divers, elles s'accompagnent usuellement, comme les fièvres éruptives, d'un certain ensemble de troubles sympathiques : fièvre, malaise,

(1) V., pour la description et la discussion de ces divers exanthèmes vaccinaux, l'excellente monographie précitée du Dr H. Dauchez.

(2) V. *Éruptions consécutives à la vaccination observées en Algérie*, par le Dr Widal, médecin-major à l'hôp. milit. de Milianah (Algérie). — *Recueil de mémoires de méd., de chir. et de pharm. militaires*, 1864, t. XI, p. 414.

inappétence, pâleur, vomissements, irritabilité, plaintes, agitation, etc. L'intensité de ces troubles est du reste extrêmement variable suivant l'âge et suivant les sujets.

Ces éruptions vaccinales sont généralement fugaces. Elles ne dépassent guère, comme évolution totale, huit à dix jours au maximum. On a cité des cas cependant où, par exception des plus rares, elles auraient duré jusqu'à quinze jours à trois semaines.

Ajoutons enfin qu'on les a vues se manifester sous forme épidémique. Un médecin militaire, le Dr Arondel, a mentionné qu'une certaine année, en Algérie, la plupart des enfants qu'il vaccina furent atteints de cet ordre d'éruptions (1). M. le Dr Desarbres a observé, en Algérie également, 60 cas d'éruptions vaccinales sur 250 vaccinés (2). Au reste, l'influence de la chaleur ne paraît pas indifférente à la genèse de ces exanthèmes.

Eh bien, Messieurs, ce sont les éruptions de cet ordre qui, en quelques cas, ont jeté l'alarme dans les familles, en faisant croire qu'elles constituaient un témoignage d'infection syphilitique.

Une telle erreur, à coup sûr, mérite bien d'être signalée. Mais, vraiment, elle n'a pas d'excuse. Car, réserve faite pour certains cas où le concours de circonstances exceptionnelles pourrait donner le change, il sera toujours facile, disons même élémentaire, de différencier une éruption vaccinale d'une syphilis vaccinale

(1) V. Widal, mémoire cité, p. 412.
(2) *Ibidem*, p. 413.

Et cela, pour les diverses raisons suivantes, que je me bornerai à énumérer :

1° Parce qu'une éruption vaccinale n'a pas pour exorde un chancre vaccinal;

2° Parce que les éruptions vaccinales ne reproduisent en rien les caractères dermatologiques propres aux syphilides;

3° Parce qu'elles constituent des exanthèmes aigus, généralement fébriles, accompagnés des troubles généraux sus-énoncés;

4° Parce qu'elles sont fugaces;

5° Vous dirai-je enfin qu'un critérium formel autant que simple est fourni en l'espèce par la *chronologie* des accidents? Ainsi :

Une éruption vaccinale se produit en moyenne du neuvième au quinzième jour après la vaccination.

Voyez, au contraire, à quel terme peut seulement se produire une syphilide symptomatique d'une syphilis vaccinale: en moyenne, 3 semaines d'incubation préludant à l'éclosion du chancre; — puis, 6 semaines environ d'incubation secondaire, séparant le chancre de l'invasion des phénomènes généraux. Additionnons : cela fait un total de 9 semaines, comme terme le plus précoce où puisse se produire une éruption symptomatique d'une inoculation de syphilis par le vaccin. Quelle différence, donc, entre ces deux échéances! D'une part, 9 à 15 jours; et, d'autre part, 9 septénaires. Une telle opposition de chiffres est absolument distinctive, et l'évolution fait ici le diagnostic.

En conséquence, une éruption qui succède au vaccin

à brève échéance, c'est-à-dire qui lui succède dans le terme de deux septénaires en moyenne, ne saurait, *ipso facto*, être rapportée à une infection syphilitique par le vaccin. Cette éruption est ceci ou cela, peu importe; mais elle n'est pas, elle ne peut être le témoignage d'une infection vaccino-syphilitique.

Ici encore laissez-moi placer sous vos yeux le tableau suivant, qui pourra avoir l'avantage de vous présenter réunis et sous une forme synoptique les divers éléments de ce diagnostic différentiel.

DIAGNOSTIC DIFFÉRENTIEL ENTRE LA SYPHILIS VACCINALE ET LES ÉRUPTIONS SECONDAIRES DE LA VACCINE.

Éruptions vaccinales.	**Syphilis vaccinale.**
I. Font invasion du neuvième au quinzième jour après la vaccination ; par conséquent toujours *contemporaines* de la vaccine.	I. Ne fait d'éruptions au plus tôt que *neuf à dix semaines après la vaccination.*
II. Non précédées, au siège même de l'inoculation, d'un accident local, comparable au chancre vaccinal.	II. Reconnaît toujours et obligatoirement comme exorde un *chancre* syphilitique, développé *in situ*, au siège même de l'inoculation vaccinale.
III. Éruptions de *type vulgaire*, banal, n'offrant pas les caractères des dermatoses propres à la syphilis.	III. Éruptions de caractère spécifique, véritables *syphilides.*
IV. Éruptions souvent accompagnées de *fièvre* et de troubles généraux.	IV. Éruptions *apyrétiques*, sauf exceptions rares.
V. Éruptions *fugaces*, spontanément et rapidement résolutives.	V. Éruptions durables.
	VI. Très fréquemment, syphilides des muqueuses ou autres manifestations spécifiques s'ajoutant aux éruptions cutanées.

XVII

Un troisième problème nous reste à résoudre, et celui-ci bien plus important encore que les deux qui précèdent, bien plus essentiel pour la pratique.

Il se pose ainsi : *Différencier de la syphilis vaccinale toute syphilis qui, indépendante du vaccin comme origine, viendrait par aventure à entrer en scène à la suite de l'inoculation vaccinale.*

Précisons le cas par un exemple, et choisissons cet exemple dans l'ordre des faits qui sont le plus souvent observés en pratique.

Un enfant naît de parents syphilitiques, et naturellement est destiné à présenter dans un avenir prochain des accidents de syphilis héréditaire. On le vaccine, mettons à l'âge de quinze jours. Et voici que huit, quinze jours, quelques semaines après cette vaccination, des manifestations de syphilis se produisent sur lui.

Surgit alors, ou peut surgir alors la question de savoir si ces manifestations sont imputables à une infection syphilitique par le vaccin ou bien ne sont que le résultat d'une infection héréditaire. Voilà le problème.

Eh bien, ce problème, Messieurs, ne croyez pas qu'il se présente en pratique à l'état d'une éventualité exceptionnelle. Loin de là. Il s'impose au médecin plus souvent qu'on ne le supposerait a priori. Et cela, pour une double raison : parce que, d'abord, les enfants hérédo-syphilitiques ne sont pas rares, tant s'en faut, et que ces enfants, comme tous les autres, sont appelés à subir l'inoculation vaccinale peu de temps après leur naissance, c'est-à-dire peu de temps avant l'entrée en scène des manifestations spécifiques de leur infection héréditaire; — et, en second lieu, parce que très habituels sont les cas où l'on n'est pas éclairé sur l'état hérédo-syphilitique de ces enfants par les aveux de leur famille. Cette famille, d'ailleurs, peut être éloignée (nourrissons envoyés en province); — elle peut ne pas exister (enfants dits *assistés*); — elle peut ou ignorer de bonne foi ou dissimuler à dessein son état de syphilis, etc., etc.

Ausssi bien trouverez-vous dans la science quantité de cas où des syphilis incontestablement héréditaires ont pu, pour une raison ou pour une autre, donner le change, c'est-à-dire être indûment rapportées à une infection vaccino-syphilitique, et cela toujours pour le même motif, à savoir : parce que lesdites syphilis étaient entrées en évolution apparente peu de temps à la suite d'une vaccination. Ce n'est que justice d'ajouter, il est vrai, que la plupart de ces observations remontent à une époque déjà plus ou moins ancienne, où les lois de l'évolution syphilitique n'étaient pas encore déterminées et connues comme elles le sont de nos jours.

Notons, en plus, une considération d'un autre genre. C'est que la syphilis congénitale ne fait pas que succéder éventuellement au vaccin; parfois elle semble influencée, incitée par lui, comme s'il lui servait de provocation occasionnelle à précipiter ou multiplier ses manifestations. Pour certains auteurs, qui ont relaté des cas de cet ordre, la vaccine, en raison de la modification générale qu'elle imprime à l'organisme, serait capable de hâter l'éclosion d'une syphilis héréditaire latente, et de provoquer des manifestations qui, sans elle, ne se seraient pas produites ou ne se seraient produites que plus tardivement (1). En un mot, la vaccine jouerait le rôle d'un « coup de fouet » sur la syphilis héréditaire pour en activer l'explosion ou exagérer l'intensité de ses accidents. Elle ferait pour la syphilis ce qu'elle fait pour d'autres maladies, notamment pour certaines dermatoses (eczéma, psoriasis, urticaire, pemphigus, etc.), dont elle éveille ou réveille les manifestations propres (2).

A l'appui de cette opinion, on a cité un certain nombre de faits dans lesquels la vaccine ou bien aurait précédé à courte échéance l'explosion d'accidents d'hérédo-syphilis, ou bien serait devenue l'occasion, la raison peut-être même, d'accidents graves, malins, voire mortels. C'est ainsi, par exemple, que quelques observations de Friedenger (3), Pitton (4), Viennois (5), etc., sont rela-

(1) C'est ainsi que, pour M. Rollet, « l'évolution vaccinale aurait pour effet de provoquer des éruptions syphilitiques qui, sans cette circonstance, n'eussent apparu que plus tardivement. Le vaccin, par la modification qu'il imprime à l'organisme, hâte l'éclosion de la syphilis, lorsque celle-ci existe à l'état latent ». (*Recherches cliniques et expérimentales sur la syphilis*. Paris, 1861, p. 40.)

De même, pour M. Viennois, le vaccin pourrait avoir pour résultat d'inciter une syphilis latente à se révéler par quelques manifestations spécifiques, notamment par une éruption. « Lorsque, dit-il, on vaccine un sujet syphilitique n'ayant la maladie qu'à l'état latent, des accidents syphilitiques peuvent éclater sous l'influence de la vaccine. Ces accidents, observés un certain nombre de fois, consistent en *éruptions constitutionnelles*, papuleuses, vésiculeuses, pustuleuses, etc. » (*De la transmission de la syphilis par la vaccination*, Arch. gén. de médecine, 1860.) — P.

(2) V. Dauchez, Thèse citée; — Moulinet, *Des rapports entre la vaccine et certaines maladies de la peau* (Thèse de Paris, 1884); etc., etc.

(3) Cité par Viennois (Mémoire précité). — V. Pièces justificatives, note XII.

(4) *Journal des connaissances médico-chirurgicales*, 1884. — V. Pièces justificatives, note XII.

(5) Mémoire cité, p. 12. — V. Pièces justificatives, note XII.

tives à des enfants hérédo-syphilitiques qui, consécutivement à la vaccination, présentèrent aussitôt, dit-on, des accidents d'ordre spécifique, et parfois même des accidents d'une malignité réelle (syphilides pustuleuses, syphilides bulleuses, troubles graves de l'état général), auxquels ils succombèrent rapidement.

Quels qu'ils soient, Messieurs, tous les faits qui précèdent aboutissent à ceci, pour la question qui nous occupe actuellement : invasion d'accidents de syphilis consécutivement à la vaccine. Et tous soulèvent ce même problème, à savoir : Quelle est la raison de ces accidents ? Quelle en est l'origine ? Ces accidents dérivent-ils d'une syphilis étrangère à la vaccine, syphilis entrant en évolution à la suite de la vaccine sans relation de causalité avec elle, ou bien sont-ils le produit d'une syphilis vaccinale ?

Ce problème, inutile de dire comment et à quel titre il intéresse notre responsabilité, puisque, derrière le vaccin qu'on accuse d'avoir transmis l'infection, il y a le médecin qui se trouve mis en cause. Voyons donc de quels éléments diagnostiques nous disposons en l'espèce pour juger la question.

Un critérium formel nous est offert ici par les deux considérations que voici :

1° Absence ou présence du chancre vaccinal ;

2° Évolution morbide.

Précisons la signification et la valeur de ces deux éléments diagnostiques.

I. — Pour toute syphilis d'origine vaccinale, exorde

constant, nécessaire, par l'accident tout spécial que nous avons décrit précédemment sous le nom de *chancre vaccinal;* — inversement, dans toute syphilis héréditaire, absence de tout accident pouvant être considéré comme un chancre, notamment comme un chancre vaccinal. Tel est le signe par excellence à consulter pour la question qui nous occupe, telle est la base même du diagnostic différentiel.

Et, en effet, la syphilis qui a son origine dans une vaccination malheureuse, c'est-à-dire dans un vaccin infectieux, reconnaît invariablement, fatalement, comme accident primitif, initial, un chancre développé *in situ*, sur l'une — ou sur plusieurs, n'importe — des piqûres vaccinales.

Rappelez-vous les faits nombreux dont je vous ai entretenus jusqu'ici. Toujours, sans exception aucune, l'affection a procédé suivant le schéma que voici : vaccination ; — production ou non-production de la vaccine ; — puis, trois, quatre, cinq semaines au delà de l'inoculation, apparition et développement, au niveau même d'une ou de plusieurs des piqûres, d'un accident tout spécial, spécial par ses caractères objectifs, spécial par l'induration de sa base, spécial par son adénopathie satellite, en un mot, accident constituant un véritable CHANCRE.

Donc, toute syphilis vaccinale — je le répète et ne crains pas de le répéter encore, tant cette considération est majeure, capitale en l'espèce — reconnaît obligatoirement comme exorde un *chancre*, développé au siège même d'une ou de plusieurs des inoculations vaccinales.

Tout au contraire, *la syphilis héréditaire ne débute jamais par un chancre*. Le chancre est pour elle un accident qui n'a pas sa raison d'être, qui n'existe pas. J'en appelle à vos souvenirs, relativement aux cas d'hérédo-syphilis qui défilent ici sous vos yeux en si grand nombre. Est-ce que jamais vous avez constaté le chancre comme manifestation d'une hérédo-syphilis? Pas une fois, pas une seule fois, et pour cause. C'est qu'il n'existe jamais de chancre en tant que manifestation de syphilis héréditaire. L'hérédo-syphilis n'a pas de période primaire. D'emblée elle débute par des accidents de l'ordre de ceux qu'on appelle les accidents généraux, les accidents constitutionnels de la syphilis, à savoir, par des lésions secondaires ou tertiaires, telles que des syphilides cutanées ou muqueuses, des ostéopathies de diverses formes, des gommes, des lésions viscérales, etc., etc.

Voyez donc quelle différence, relativement au mode de début, d'invasion, relativement à la *qualité* des symptômes initiaux, si je puis ainsi parler, entre la syphilis vaccinale et la syphilis héréditaire. Et jugez si nous ne possédons pas là un critérium non moins simple que formel entre ces deux ordres de syphilis.

De la théorie voulez-vous que maintenant nous passions à la pratique? Soit! Prenons comme èxemple un enfant affecté de symptômes non douteux de syphilis. Cet enfant a été vacciné, je suppose, quelque temps avant l'invasion de ses premiers accidents spécifiques, et vous vous demandez ou l'on vous demande si cette syphilis ne provient pas du vaccin.

Eh bien, pour résoudre ce problème, vous commencerez, si vous voulez m'en croire, par rechercher le chancre vaccinal, car la découverte de ce chancre, aussi bien d'ailleurs que la constatation de sa non-existence, sera pour vous le critérium par excellence, sera la solution même que vous poursuivez.

Donc, avant tout, *cherchez le chancre*. Examinez les bras; voyez si vous trouvez là, au niveau des piqûres vaccinales, soit une lésion qui réponde au type classique du chancre, soit (au cas où le chancre aurait eu le temps déjà de guérir) les vestiges d'un chancre, sous forme d'une macule à base rénitente. — Examinez aussi les aisselles, pour interroger les ganglions, c'est-à-dire pour trouver là, s'il y a lieu, le *bubon satellite*, lequel toujours survit au chancre (dans l'aisselle comme ailleurs) pour un temps plus ou moins long, et suffit souvent à attester le chancre alors qu'il n'existe plus. — D'autre part, ne négligez pas non plus, pour ne rien oublier de ce qui pourrait vous éclairer dans cette recherche du chancre, de remonter dans les antécédents. Faites-vous raconter l'histoire de cette vaccination suspecte. Quelle marche a suivie la vaccine? Combien de temps a-t-elle duré? A-t-elle paru se prolonger au delà de son terme usuel? A-t-elle paru se développer en deux temps, c'est-à-dire renaître, se reconstituer après la chute des premières croûtes, mode d'évolution qu'affecte parfois, vous le savez, la syphilis vaccinale? En un mot, essayez de reconstituer, si besoin est, toute la scène morbide de cette vaccine suspecte, afin de ne pas courir le risque d'y laisser inaperçu le passage d'un chancre.

De cette enquête résultera forcément, nécessairement, pour vous, une constatation positive ou négative. En d'autres termes, de deux choses l'une :

Ou bien votre examen vous aura conduit à la conviction que, de par tels ou tels signes, un chancre s'est produit, a dû se produire, consécutivement à la vaccine, au niveau d'une ou de plusieurs des piqûres vaccinales. Et, d'après cela, vous serez autorisés à conclure à l'existence d'une syphilis d'origine vaccinale.

Ou bien il demeurera constant pour vous que rien ne permet de soupçonner l'existence actuelle ou antérieure d'un chancre vaccinal. Et, dans ce cas, vous vous prononcerez non moins légitimement contre l'origine vaccinale de la syphilis en litige.

II. — Venons au second élément de ce diagnostic différentiel.

Celui-ci, avons-nous dit, est tiré de l'*évolution morbide*, et il n'est pas moins décisif, en nombre de cas, que le précédent. Voyez plutôt.

La syphilis vaccinale procède, dans ses périodes initiales, à la façon des syphilis par contagion (1). C'est dire que son évolution se fait *méthodiquement* et *en quatre temps*, de la façon suivante :

1° Immédiatement après la vaccination, étape silen-

(1) La syphilis par contagion, non moins que la syphilis résultant d'une inoculation expérimentale, obéit, dans son éclosion et son développement initial, à de véritables *lois*, actuellement incontestées. Ces lois, j'ai dû ne faire que les énoncer ici; mais on les trouvera longuement exposées et légitimées dans mes *Leçons cliniques sur la syphilis étudiée plus particulièrement chez la femme*. Paris, 1881, 2e édit., p. 1 à 32.

cieuse, de quelques semaines de durée, constituant ce qu'on appelle l'incubation ;

2° Au delà, éclosion du chancre, et, bientôt après, développement du bubon satellite ;

3° Puis, nouvelle étape silencieuse de six à sept semaines, où rien de nouveau ne s'ajoute aux phénomènes précédents (seconde incubation) ;

4° Enfin, à échéance de soixante à soixante-dix, soixante-quinze jours au delà de la vaccination, invasion des accidents généraux.

Tel est, invariablement, le schéma d'évolution de toute syphilis vaccinale.

Eh bien, est-ce ainsi que procède la syphilis héréditaire? Pas le moins du monde. Elle affecte une évolution tout autre. Ainsi :

1° D'une part, elle n'est en rien assujettie à cette marche méthodique, à cette réglementation en *quatre étapes*, dont la succession est tellement significative dans la syphilis vaccinale. D'emblée, elle débute par la quatrième de ces étapes, à savoir par celle des accidents généraux, et cela sans incubation primitive ou secondaire, sans accident local succédant *in situ* à l'inoculation du vaccin. *D'emblée, c'est une syphilis généralisée*, sous forme de manifestations secondaires ou tertiaires.

2° D'autre part, elle succède à la vaccine sans affecter avec elle un rapport chronologique précis, régulier. Tandis que la syphilis vaccinale fait son chancre, si je puis ainsi parler, à échéance ponctuelle de trois à cinq semaines à la suite de la vaccination, et produit ses manifestations secondaires à terme non moins rigoureux de six à sept semaines au delà, la syphilis héréditaire évolue d'une façon indifférente et indépendante par rapport à la vaccine. Elle peut tout aussi bien entrer en scène le lendemain de l'inoculation vaccinale que plusieurs semaines ou plusieurs mois, voire plusieurs années plus tard. Et cela se conçoit de reste. Car elle évolue de son fait, *proprio motu.* Elle n'a rien à voir avec la vaccine; elle ne s'y rattache par aucun lien. Conséquemment elle n'est assujettie vis-à-vis d'elle à aucune relation chronologique.

Aussi bien est-il nombre de cas où le diagnostic différentiel entre la syphilis vaccinale et la syphilis héréditaire s'établit *illico*, rien que par la chronologie des accidents. Exemple :

Un jeune enfant nous est amené ici pour diverses manifestations indubitablement syphilitiques (syphilides cutanées, plaques muqueuses interfessières, plaques muqueuses linguales, etc.), dont l'apparition date de cinq à six jours. « Cela, nous dit sa mère, doit provenir d'un *mauvais vaccin.* » Or, renseignements pris, nous apprenons que l'enfant a été vacciné il y a exactement vingt jours. D'après cette date seule nous étions immédiatement fixés. Par cela seul que les accidents en question (accidents de forme manifestement secondaire) s'étaient produits quinze jours environ à la suite de la vaccination, ils ne pouvaient dériver d'une origine vaccinale. Des accidents secondaires se manifestant avant l'époque même où le chancre aurait pu se produire! Ce serait là une monstruosité clinique. Aussi bien, sans la moindre hésitation et même avant tout autre examen, le diagnostic de syphilis vaccinale fut-il exclu. Et, en effet, des renseignements qui nous furent ensuite donnés il résulta en toute évidence que l'enfant était simplement affecté d'une syphilis héréditaire, laquelle était entrée en scène une quinzaine environ à la suite de la vaccination et sans autre rapport avec elle.

Tels sont, Messieurs, les deux signes que vous aurez toujours à rechercher pour instituer le diagnostic différentiel que nous étudions.

Ces deux signes consistent donc en ceci : le chancre vaccinal, qui, constant dans la syphilis issue du vaccin, fera au contraire toujours défaut dans la syphilis héréditaire ; — et l'évolution morbide, absolument différente de part et d'autre (1).

A ces deux signes majeurs j'en pourrais maintenant adjoindre nombre d'autres, tirés de la qualité des symptômes, de l'habitus extérieur, de la physionomie morbide, etc. Ainsi il est évident que la syphilis héréditaire peut se traduire d'emblée par des lésions tertiaires extérieures ou internes, ce que ne ferait pas (sauf exceptions bien rares) une syphilis vaccinale. Il est non moins certain qu'elle s'atteste souvent par divers caractères *congéniaux* sur lesquels j'ai longuement appelé votre

(1) V., sur le même sujet, Thèse de Caillaud, *Des accidents syphilitiques consécutifs à la vaccination, considérés au point de vue médico-légal* (Thèse de Paris, 1863).

attention dans une série de conférences antérieures (1).

Vous décrire actuellement ces caractères serait vous présenter en seconde édition le tableau de la syphilis héréditaire, tel que je vous l'ai tracé l'an dernier. Je me bornerai donc à faire appel à vos souvenirs. Toutefois, dans ce tableau, il est deux points que je ne craindrai pas de soumettre une seconde fois à votre attention, car ils forment le complément indispensable du diagnostic que nous cherchons à édifier. Laissez-moi donc vous en dire quelques mots.

I. — Le premier est relatif à la *physionomie générale*, à l'*habitus* des petits malades. Et, en effet, sinon toujours, au moins dans un grand nombre de cas, la syphilis héréditaire et la syphilis *acquise* de l'enfance (acquise de par le vaccin ou de par tout autre mode de contagion, peu importe) se différencient l'une de l'autre par ce qu'on peut appeler la physionomie d'ensemble, l'habitus général. Le contraste est même parfois si frappant de l'une à l'autre qu'en certains cas un simple coup d'œil suffira à tout médecin pour affirmer l'hérédo-syphilis à l'exclusion de la syphilis acquise. Vous allez en juger.

Je ne vous retracerai pas dans tous ses détails le portrait du « petit syphilitique héréditaire », portrait bien connu et tracé de main de maître par plusieurs de nos devanciers, par Trousseau notamment. Quelques mots suffiront à vous en rappeler les caractères princi-

(1) V. mes *Leçons sur la syphilis héréditaire tardive*. Paris, G. Masson, 1886.

paux, ceux dont j'ai besoin pour la démonstration que je poursuis.

D'abord, l'enfant hérédo-syphilitique naît souvent avant terme. Si même il naît à terme, il ne présente d'habitude qu'un développement incomplet, de beaucoup au-dessous de la normale. C'est même souvent un *avorton* bien plutôt qu'un enfant, et un avorton qui végète misérablement quelques semaines, au plus quelques mois, dans un état de cachexie réelle, voire d'agonie lente.

En second lieu, si cet enfant survit, quel est-il, non pas toujours assurément (car certains enfants — et je vous en ai montré plusieurs cette année même — diffèrent absolument de ce type), mais quel est-il en nombre de cas, dans la plupart des cas? C'est un petit être rabougri, atrophié, chétif, débile, malingre, offrant l'aspect d'une décrépitude particulière, d'une sénilité lamentable. C'est un *simien*, a-t-on dit; c'est un *vieillard en miniature*, à facies ridé, à peau terreuse, bistrée, enfumée, « trop grande pour ce qu'elle contient », flasque, plissée, etc., etc.

Eh bien, est-ce sous un aspect de ce genre que se présente l'enfant qui, né sain, vient d'aventure à contracter la syphilis par le vaccin? Pas le moins du monde. Celui-ci, c'est un enfant *quelconque*, si je puis ainsi parler, c'est un enfant comme tous les autres, avec la syphilis en plus.

J'accorde qu'en certains cas, rudement éprouvé par la syphilis, cet enfant puisse aboutir à un état d'athrepsie et de cachexie qui le rapproche à divers égards du petit hérédo-syphilitique que je viens de décrire. Mais, d'abord, il n'aboutira jamais à cet état, comme habitus et comme physionomie générale, qu'après un certain temps. Puis, en second lieu, les cas de cet ordre sont rares, exceptionnels même; car, ainsi que je vous le disais précédemment, la syphilis acquise dans l'enfance, voire dans la première enfance, est généralement bien mieux tolérée et bien moins grave que la syphilis héréditaire.

De sorte que, d'aspect, l'hérédo-syphilis se différencie souvent de la syphilis acquise par une physionomie d'ensemble aussi caractéristique que possible; de sorte qu'elle s'impose, dirai-je, à première vue.

II. — Second signe : *Lésions ou symptômes relevant en propre de l'hérédo-syphilis.* — Il est positif que l'hérédo-syphilis s'accuse, se dénonce même quelquefois par telles ou telles lésions, tels ou tels symptômes que ne réalise pas la syphilis acquise.

En tant que lésions de ce genre, citons par exemple ces curieuses *déformations crâniennes* que j'ai longuement étudiées devant vous, à savoir : bosselures frontales, bosselures pariétales, asymétrie crânienne, crâne natiforme, crâne hydrocéphale, etc. (1).

Citons de même certaines *déformations nasales* du genre de celles que je vous ai décrites sous le nom de déformations *infantiles* ou *natives* (2), telles qu'écrasement du nez, épatement du nez à sa base, etc.

(1) V. *Syphilis héréditaire tardive*, p. 32.
(2) *Ibid.*, p. 38.

En second lieu, il est divers symptômes qui, plus ou moins communs dans la syphilis héréditaire, font défaut dans la syphilis acquise. Je vous signalerai comme tels, par exemple, les trois suivants :

1° Le *coryza;*

2° Le *pemphigus des extrémités;*

3° La *pseudo-paralysie des membres* par dislocation diaphyso-épiphysaire.

A ces trois ordres d'accidents je pourrais, je devrais peut-être en ajouter un quatrième, celui-ci constitué par un type d'*éruption cutanée* qu'il est commun d'observer chez les jeunes enfants hérédo-syphilitiques et qu'on ne rencontre pas, au moins sous une forme identique, chez des sujets plus âgés. Ce type consiste en des syphilides en placard, papuleuses ou papulo-croûteuses, papulo-excoriatives, qui se produisent sur la face et qui affectent là certains sièges de prédilection, tels que le menton, les lèvres, notamment la lèvre supérieure. — A l'état sec, ces syphilides offrent une teinte toute particulière, indescriptible, mais facilement reconnaissable quand on l'a vue quelquefois, teinte d'un rose gris, d'un rose sale ou d'un rouge sombre, comme fané. — Elles s'encroûtent incomplètement, et surtout se fissurent en rhagades, au niveau des plis cutanés (commissures labiales, commissures oculaires, sillon mentonnier, etc.). — Il est curieux de les voir se localiser systématiquement dans la plupart des cas sur certains départements du visage, tels que ceux (passez-moi ce procédé de description) qu'occupe chez l'adulte la moustache ou la barbiche. — D'autres fois, plus confluentes, elles se répandent sur une bonne partie du visage, voire sur tout le visage, qui apparaît alors comme couvert d'un masque croûteux, noirâtre, fendillé et excorié çà et là, au total, hideux, repoussant, abominable.

Les manifestations de cet ordre sont bien connues de tous les médecins d'enfants et de tous les syphiliographes. Elles comportent un aspect tellement spécial que les praticiens de quelque expérience ne s'y trompent pas et reconnaissent là du premier coup d'œil non-seulement une lésion syphilitique, mais une lésion d'*hérédo-syphilis*. Toutefois, à tout prendre, elles ne se différencient de types analogues de la syphilis acquise que par de simples nuances objectives, bien plutôt que par des caractères précis et définis. Ces nuances, un œil expérimenté les saisit, les apprécie, en fait des éléments d'un diagnostic sûr et formel. Mais elles échappent vraiment à une description didactique. Ce que l'œil comprend, la parole est souvent impuissante à le déterminer, et c'est le cas ici plus qu'ailleurs.

Les considérations qui précèdent établissent certes entre la syphilis vaccinale et la syphilis héréditaire des différences formelles et absolues, qui constituent la base du diagnostic différentiel à faire intervenir entre elles.

Je n'insisterai donc pas davantage, et me bornerai, comme conclusion de cet exposé, à résumer dans un tableau d'ensemble les éléments divers du diagnostic que nous venons d'étudier.

DIAGNOSTIC DIFFÉRENTIEL ENTRE LA SYPHILIS VACCINALE ET LA SYPHILIS HÉRÉDITAIRE.

Syphilis vaccinale.	Syphilis héréditaire.
I. Début nécessaire par un accident local, constituant au niveau même de l'inoculation vaccinale un véritable CHANCRE, avec son bubon satellite.	I. PAS DE CHANCRE, jamais de chancre, comme accident d'origine. *Entrée en scène par des accidents généraux.*
II. Évolution réglée, méthodique, se faisant en quatre étapes : incubation ; — éclosion du chancre ; — étape silencieuse ou seconde incubation ; — explosion des accidents généraux.	II. N'est en rien assujettie à cette évolution méthodique, et succède à la vaccine sans rapport chronologique fixe, régulier.
III. Invasion des accidents généraux non susceptible de se produire avant la neuvième ou dixième semaine à la suite de la vaccination.	III. Invasion des accidents généraux se produisant à échéance indépendante, indifférente, par rapport à la vaccine.
	IV. Parfois, hérédité syphilitique s'attestant par une physionomie d'ensemble, un habitus absolument caractéristique.
	V. Parfois, hérédité syphilitique s'attestant par des lésions ou des symptômes propres : déformations crâniennes ou nasales, coryza, pemphigus, pseudo-paralysie des membres, aspect spécial de certaines syphilides faciales, etc.
	VI. Signes tirés des commémoratifs : enquête sur la santé des parents, polymortalité des enfants dans la famille, avortements multiples, etc.

XVIII

Dans tout ce qui précède, Messieurs, je n'ai eu en vue que l'étude de la syphilis vaccinale proprement dite, c'est-à-dire de la syphilis dérivant de l'inoculation d'un vaccin emprunté à une source syphilitique.

Mais cet exposé resterait incomplet, je crois, si je ne lui adjoignais comme annexe un court chapitre relatif aux *contagions de syphilis pouvant dériver de la pratique même de la vaccination.* Je m'explique.

Il n'est pas impossible qu'avec le vaccin le plus irréprochable une contagion de syphilis dérive de l'opération vaccinale.

De cela voici la preuve.

Tout d'abord, pour prendre le cas le plus simple, l'opération même de la vaccine peut, comme toute autre opération, devenir prétexte à une transmission du virus syphilitique.

Comment cela? allez-vous dire. — De la façon la plus simple. Par l'entremise d'un instrument malpropre qui, préalablement souillé de virus syphilitique, est reporté sur un sujet sain sans avoir été lavé, bien lavé, purifié comme il conviendrait qu'il le fût.

Vous savez, Messieurs, que de nombreuses observations de ce qu'on appelle les *contagions instrumentales* de la syphilis existent déjà dans la science. Les plus célèbres parmi les contagions de cet ordre sont celles qui ont été transmises par des sondes, dans le cathétérisme de la trompe d'Eustache. D'autres fois la transmission s'est faite par des spéculums, des serres-fines, des stylets, des lancettes, des scarificateurs, des miroirs laryngoscopiques, etc. Je suspecte le porte-nitrate d'avoir été plusieurs fois l'intermédiaire de contaminations qu'il m'a été impossible d'expliquer autrement. Et ce qui m'a toujours étonné, c'est de n'avoir pas encore rencontré dans ma pratique d'exemples de transmissions semblables dues à ces instruments divers dont se servent les dentistes.

Eh bien, ce que peut faire tout instrument, pourquoi la lancette à vaccin ne le ferait-elle pas?

Le simple bon sens, non moins que l'analogie, spécifie donc d'une façon formelle qu'une contamination syphilitique pourrait résulter, dans la vaccination, d'une lancette ou d'une aiguille malpropre, chargée du contage syphilitique.

De même on a parlé de contamination possible « par un vaccin en plaques qui serait délayé dans la salive d'un sujet affecté de syphilides buccales ». Mais un tel fait est-il de nature, vraiment, à jamais se produire?

En tout cas, ces dangers, comme le précédent en particulier, sont de l'ordre de ceux qu'il suffit de signaler. Un médecin prudent, ayant le respect de ses clients et de lui-même, n'aura certes jamais à compter avec de telles éventualités.

Mais là ne se borne pas le rôle d'agent intermédiaire que joue la lancette dans l'inoculation de la syphilis par la vaccination; car voici ce que l'on peut encore observer.

Dans les vaccinations « par fournées », telles qu'elles se pratiquent dans les mairies, les hôpitaux, les régiments, les lycées, etc., la transmission de la syphilis peut se faire d'un vacciné à un autre vacciné de la même série par l'intermédiaire d'une lancette d'ailleurs absolument propre et irréprochable par elle-même.

Comment cela? De la façon que voici.

Supposons une série de dix sujets que l'on va successivement vacciner dans la même séance, et désignons ces individus, suivant l'ordre dans lequel ils recevront le vaccin, sous les noms de A, B, C, D, E, F, etc.

Le vaccinifère est parfaitement sain ; mais, par contre, un des sujets à vacciner, soit le sujet C, est syphilitique (particularité que le vaccinateur ignore).

On vaccine successivement les sujets A, B, C, et, comme l'on est pressé, comme il faut aller vite, aussitôt après avoir vacciné C, on porte sur D la lancette ou l'aiguille non essuyée.

Eh bien, je dis que cette lancette, sortant encore humide du bras de C, encore chargée de vaccin et d'humeurs sous-épidermiques (sérosité, sang), pourra transmettre à D la syphilis dont C est affecté.

N'est-ce là qu'une hypothèse, qu'une conception imaginée à plaisir dans les méditations du cabinet ? Si vous le pensiez, écoutez ceci pour vous convaincre du contraire.

Voici, d'abord, un premier fait qui a été relaté par un médecin des plus distingués, le docteur R. Taylor (de New-York).

Vingt personnes sont vaccinées dans une même séance avec du vaccin en tubes. — Un enfant de sept mois environ, bien portant, sain et né de parents sains, est vacciné le huitième. — Immédiatement avant lui, on avait vacciné une jeune femme, prostituée de profession, qui présentait à ce moment même (comme on l'apprit plus tard) des accidents de syphilis secondaire (syphilide papuleuse, plaques muqueuses, etc.). — De cette femme la lancette fut portée directement et sans transition sur l'enfant, car le vaccinateur (ainsi que cela est bien spécifié dans l'observation) passait à la hâte d'un sujet à un autre, sans même prendre soin d'essuyer son instrument.

Qu'arriva-t-il ?

C'est que l'enfant reçut de la lancette ainsi chargée et la vaccine et la syphilis.

Vingt-trois jours après la vaccination, on constatait sur l'un de ses bras, au niveau d'une des piqûres vaccinales, une lésion papulo-érosive qui ne tarda pas à devenir un chancre syphilitique des plus nets ; puis quarante-six jours après l'éclosion de ce chancre, se produisait l'invasion d'accidents constitutionnels (roséole, plaques muqueuses, etc.) (1).

Que voulez-vous de plus probant ?

De même, M. le Dr Ory a relaté l'observation d'une infirmière de la Charité qui reçut la syphilis d'une vaccination faite (remarquez ceci, Messieurs) non pas avec du vaccin humain, mais avec du *vaccin de génisse*. Ici encore les choses se passèrent comme dans le cas précité. Cette femme fut vaccinée immédiatement après un

(1) A case in wich syphilitic contagion was conveyed in the operation of vaccination, with remarks upon the means of prevention, by Dr Taylor de New-York (*Archives of dermatology*. Avril 1870, p. 203 à 210). — V. Pièces justificatives, note XIII.

Les circonstances du fait ont été notées ici de la façon la plus explicite : « ... Le vaccinateur, après avoir opéré sur un sujet, passait de suite au suivant. On sut d'une façon péremptoire qu'il ne nettoyait pas son instrument à chaque individu, mais qu'il l'appliquait rapidement et sans interruption sur le bras de chacun... La mère de l'enfant et la surveillante ont toutes deux fait la remarque que l'instrument avait passé directement du bras de la jeune femme sur celui de l'enfant. » — P.

enfant qui depuis lors a été reconnu pour syphilitique; et le vaccinateur, « étant très pressé », négligea d'essuyer sa lancette en la portant du bras de l'enfant sur le bras de ladite infirmière. Survint sur l'une des piqûres une lésion qui fut diagnostiquée chancre induré par mon vénéré collègue M. Bourdon; puis ce chancre fut suivi, à échéance classique, d'accidents généraux (roséole, céphalée, plaques muqueuses, etc.). (1).

Troisième exemple, celui-ci emprunté à la pratique de mon regretté collègue et ami le professeur Lorain :

Plusieurs malades (femmes) furent vaccinées dans une même séance avec du vaccin *de génisse*. Ce vaccin avait été recueilli en abondance sur le plat d'une lancette où l'opérateur venait le puiser avec une aiguille pour chaque inoculation. Sans doute, « comme il fallait aller vite », l'aiguille ne fut pas suffisamment essuyée, en passant d'une malade à une autre. Toujours est-il que la dernière malade inoculée fut infectée au bras. Sur l'une des piqûres vaccinales, il se produisit, à échéance nor-

(1) Voici le résumé de cette observation :
« Marie Pich..., cinquante-trois ans, infirmière depuis seize ans à l'hôpital de la Charité, avait été vaccinée avec succès à l'âge de treize ans. — En 1869, alors qu'on vaccinait dans les hôpitaux avec le vaccin pris sur une génisse, elle fut revaccinée après un enfant malingre, cachectique, reconnu depuis comme syphilitique. Le vaccinateur négligea, dit la malade, d'essuyer sa lancette, étant très pressé. Peu de jours après, elle avait d'abord une fausse vaccine; puis, l'un des boutons, celui de la première piqûre du bras, devint dur et persistant. M. Bourdon diagnostiqua un chancre induré, et ce diagnostic fut confirmé non-seulement par d'autres médecins, mais par l'apparition, vers le troisième mois de l'accident, de plaques muqueuses de la gorge, d'une céphalalgie intense et d'une roséole. — On voit encore sur le bras droit une petite tuméfaction indurée de la grosseur d'une lentille. — Aucun accident ulcéreux, pas de troubles généraux, pas d'accidents actuels (juin 1874).
Recherches cliniques sur l'étiologie des syphilides malignes précoces, par le Dr Eugène Ory, Thèses de Paris, 1875, p. 26 et 27. — P.

male, un chancre aussi typique que possible, chancre que j'ai vu (parce que M. Lorain me fit l'honneur de me mander en consultation pour avoir mon avis sur ce cas curieux), et qui fut suivi d'ailleurs en temps voulu d'accidents constitutionnels.

Or, enquête faite, il fut démontré que plusieurs des femmes vaccinées avant cette malade étaient en puissance de syphilis secondaire. Donc, très certainement, la contagion syphilitique avait passé d'un sujet à un autre d'une façon médiate, à savoir par l'intermédiaire de l'aiguille à vaccin.

Ainsi, voilà un fait bien établi et n'ayant plus besoin d'autres preuves. Il est certain, incontestable que, *dans une vaccination où le vaccinifère est sain et la lancette irréprochable, la syphilis peut être transmise d'un sujet vacciné à un autre sujet vacciné*, et cela par l'intermédiaire des éléments organiques (je ne veux pas ou plutôt je ne puis pas préciser davantage) que transporte la lancette d'un sujet syphilitique à un sujet sain.

Incidemment, Messieurs, n'oublions pas de relever, à propos de ces faits non moins étranges que malheureux, la possibilité d'un autre danger qui mérite également toute notre attention.

Ce danger concerne le vaccinifère.

Et, en effet, dans les contaminations de cet ordre, transmises par la lancette ou l'aiguille vaccinale, le péril n'existe pas seulement pour les sujets vaccinés ; il existe aussi *pour le vaccinifère*.

Voyez le cas de Lorain, par exemple. Si, au lieu de reporter l'aiguille sur la lancette, on l'eût reportée sur le bras d'un enfant vaccinifère, est-ce qu'il eût été impossible que cette aiguille transmît l'infection à cet enfant, tout comme elle l'a transmise à la dernière malade dont il vient d'être question ? Chargée du contage syphilitique, elle eût pu tout aussi bien le déposer sur la plaie vaccinale de cet enfant que l'insérer sous l'épiderme de cette femme. Cela n'est que trop évident.

Il n'est pas à ma connaissance qu'une contamination de ce genre se soit jamais produite, c'est-à-dire je n'ai pas en main un seul fait clinique relatif à une *contamination de vaccinifère par vacciné.* Je ne voudrais pas non plus être prophète de malheur en présageant un tel accident, et je n'en parle que pour le conjurer. Mais cet accident est, dirai-je, dans l'essence des choses, et je crains bien que les prévisions de la théorie ne deviennent réalité un jour ou l'autre, si l'on n'entoure pas la pratique de la vaccination de plus de garanties qu'on ne l'a fait jusqu'à présent. Car, ainsi que l'a dit un homme d'esprit, les histoires les plus vraies ne sont pas celles qui sont arrivées, mais bien celles que la logique des choses destine forcément à se produire tôt ou tard.

En tout cas, ne quittons pas ce sujet sans en tirer les enseignements qui en dérivent, et disons ceci :

I. — *Il est indispensable qu'un vaccinateur ne fasse usage, pour inoculer le vaccin, que d'instruments absolument irréprochables; — et, sinon d'instruments neufs, tout au moins d'instruments qui devront être soigneusement essuyés, lavés, purifiés, flambés, etc.*

II. — *Dans les vaccinations multiples, notamment dans les vaccinations « par fournées », la lancette ou l'aiguille ne doit jamais être reportée d'un sujet sur un autre sans avoir été minutieusement lavée à l'alcool ou à l'acide phénique, essuyée, flambée, etc.*

III. — *De même* (et c'est là une précaution élémentaire, bien souvent omise néanmoins), *la lancette ou l'aiguille ne doit jamais être reportée du vacciné sur le vaccinifère sans être soumise aux mêmes soins, aux mêmes manœuvres détersives et antiseptiques.*

En un mot, il est essentiel et indispensable de se tenir en garde contre toute promiscuité susceptible de transmettre soit d'un vacciné à un autre vacciné, soit du vacciné au vaccinifère, le germe d'une détestable contagion.

Ces quelques considérations nous fournissent une transition toute naturelle pour aborder le dernier chapitre de notre sujet, celui qui nous intéresse le plus, nous praticiens, à savoir la prophylaxie.

XIX

PROPHYLAXIE.

Allons droit et d'emblée au point capital en l'espèce.

Nous avons une sauvegarde contre les dangers de la syphilis vaccinale, et nous n'en avons qu'une seule qui soit absolument certaine, qui nous offre toutes garanties de sécurité.

Cette sauvegarde, depuis longtemps signalée et réclamée, c'est l'usage du VACCIN ANIMAL, c'est la substitution du vaccin de génisse au vaccin humain.

Le sauveur de l'homme, ici, c'est l'animal, c'est la brute. Et comment cela ? Pour cette très simple mais excellente raison que la génisse n'est pas, comme l'homme, susceptible de la vérole, qu'elle résiste à la vérole alors même qu'on s'efforce empiriquement de l'en doter. Incapable de la recevoir, elle est conséquemment incapable de la transmettre.

De là, tout naturellement, cette déduction pour la pratique : *Ne plus vacciner qu'avec le virus de la génisse*. De la sorte nous n'aurons plus à compter avec les dangers de la syphilis vaccinale.

Et, en effet, reprenez et analysez, Messieurs, tous les cas de syphilis vaccinale qui sont déjà inscrits par centaines dans les annales de la science, pour rechercher de quel vaccin a dérivé l'infection. Dans tous, sans exception, l'infection a procédé du vaccin humain. Pas un, pas un seul, n'est issu du vaccin animal (1).

Donc, le retour au vaccin animal réalise, au point de vue spécial qui nous occupe, une sécurité indéniable. Tout est là, soyez-en sûrs, pour la prophylaxie de la syphilis vaccinale. Aussi bien est-ce pour nous un véritable devoir professionnel et social que de multiplier nos efforts pour accentuer de plus en plus la tendance

(1) Il n'est question ici, bien entendu, que des contagions issues directement du vaccin et non de celles qui peuvent dériver de l'opération même de la vaccination, comme dans le paragraphe précédent. — En autres termes, le seul vaccinifère capable de transmettre la syphilis par son vaccin, c'est l'homme. Il n'est pas de syphilis vaccinale dérivant d'un vaccin animal.

actuelle qui a pour objectif la substitution du vaccin animal au vaccin humain.

Ici, Messieurs, pourrait prendre place un long débat, relativement aux avantages et aux inconvénients respectifs de la vaccine animale et de la vaccine humaine. C'est là, vous le savez, un procès qui s'instruit, ou, disons mieux, qui se prépare en ce moment, car nous sommes loin encore de l'époque où une longue expérience comparative de ces deux vaccines pourra nous permettre de juger la question en pleine connaissance de cause. Heureusement pour moi, il ne rentre pas dans mon sujet d'envisager sous toutes ses faces ce difficile et complexe problème. Mais je n'en saurais éluder deux points, qui servent d'objections le plus habituellement opposées à la mesure prophylactique radicale dont je parlais à l'instant et qui consiste en la substitution de la vaccine animale à la vaccine humaine.

Ces deux points sont les suivants :

1° Est-il vrai que le vaccin animal compte plus d'échecs que le vaccin humain pour conférer la vaccine aux sujets inoculés ?

2° Est-il vrai qu'il confère moins sûrement que le vaccin humain l'immunité contre la variole?

Que penser, en ce qui nous concerne, de la valeur de ces deux objections?

I. — La première nous touche médiocrement, ou mieux ne nous atteint pas. Est-il bien démontré, d'abord, que les inoculations faites avec le vaccin de génisse restent plus souvent stériles que les inoculations de vaccin humain? Cela paraît au moins contestable, sinon absolument erroné, à en juger d'après certaines statistiques que j'aurai bientôt à produire. Mais ne discutons pas sur ce point tout d'abord. Acceptons-le même provisoirement comme authentique, et admettons que nous devions nous attendre à plus d'insuccès vaccinaux avec le vaccin de génisse qu'avec le vaccin humain. Eh bien, il n'y aurait pas grand mal à cela, me semble-t-il, et je ne verrais pas là une contre-indication majeure à l'emploi du vaccin animal. L'échec de ce vaccin, en effet, ne comporte d'autre conséquence que la nécessité de renouveler l'inoculation. Aura-t-on échoué, je suppose, on en sera quitte pour recommencer, et voilà tout. Mieux vaut en toute évidence répéter l'inoculation vaccinale une ou plusieurs fois qu'exposer un enfant ou un adulte aux risques d'une maladie telle que la syphilis.

Certes je ne méconnais en aucune façon les inconvénients, voire les dangers pratiques d'une inoculation vaccinale restée stérile, laquelle risque de n'être pas renouvelée ou bien de conférer une sécurité qui n'a pas sa raison d'être. Mais ces inconvénients et ces dangers ne pourraient-ils pas être conjurés dans une large mesure, si le vaccinateur prenait soin de surveiller ses opérés, de constater les résultats obtenus, d'avertir ses clients et de l'insuccès possible d'une première vaccination et de la nécessité, en ce cas, d'une vaccination itérative?

Au surplus, il ne semble guère que nous ayons à prendre souci d'éventualités de ce genre. Car, si la vaccination animale, lors de ses débuts, a compté de nombreux insuccès (1), les choses se sont depuis lors absolument modifiées, avec les progrès qu'ont réalisés une étude plus approfondie de la méthode et divers perfectionnements apportés soit dans la récolte du vaccin, soit dans la technique opératoire (2). Aujourd'hui, le vaccin animal paraît valoir le vaccin humain quant à la proportion des inoculations positives qu'il fournit. Que dis-je! Il vaudrait même mieux, à ce point de vue, d'après un certain nombre de statistiques récentes. Pour plusieurs observateurs, en effet, la moyenne des succès serait *plus élevée* pour les vaccinations pratiquées avec le vaccin animal que pour les vaccinations faites avec le vaccin jennérien, et cela au point d'osciller entre 97 et 99 p. 100 (3). Et même il y a plus

(1) On sait qu'à ses débuts la vaccination animale eut de nombreux insuccès, qui découragèrent nombre de médecins. « Elle en eut même tellement qu'elle fut rejetée à Paris d'un commun accord par la majorité du corps médical au moment de l'épidémie de 1870-71 (*Conférence médicale*). Depuis lors, la question a changé de face et le nombre des succès égale presque aujourd'hui ceux de la vaccination jennérienne. Ainsi, en Hollande, où le vaccin animal est à peu près le seul en usage, les insuccès de vaccination, qui s'élevaient en 1868 à 246 pour 1000 et en 1869 encore à 185 pour 1000, ont été, de 1872 à 1879, en moyenne de 10 pour 1000, et en 1880 seulement de 3 pour 1000, d'après Carsten. » (A. d'Espine, article VACCINE, *Nouveau Dictionn. de méd. et de chir. pratiques*, t. XXXVIII, 1885.)

(2) V. A. d'Espine, article précité, p. 37.

(3) « . . Si l'on consulte les écrits de Welminckx, Burggraeve, Warlomont, Danet, Carsten, Manayra, Steinbrenner, Lanoix, etc., on peut s'assurer que la moyenne des succès pour la vaccination pratiquée avec le vaccin animal serait *plus élevée* que pour les inoculations effectuées avec le vaccin humain. Cette moyenne peut atteindre et même dépasser 97 p. 100 (Ciaudo, Warlomont, A. Plumeau, etc.). Carsten, avec le vaccin animal, a pu, en 1880, obtenir pour 10 306 vaccinations la proportion considérable de 10 275 succès contre 31 insuccès; et Warlomont n'eut pas un seul échec sur 2 256 enfants soumis à une première inoculation.

« Pour les revaccinations, la moyenne des succès est notablement plus élevée en se servant du vaccin animal qu'en employant le vaccin humain. » (Ernest Longet, article VACCIN, *Dictionn. encyclopédique des sciences médicales*.)

encore. C'est qu'entre des mains particulièrement habiles et particulièrement dévouées à la cause vaccinale, cette moyenne a pu s'élever à *cent pour cent!* N'entendions-nous pas ces derniers jours mon éminent collègue, M. Hervieux, le directeur actuel du service de vaccine, raconter à l'Académie que, sur 362 vaccinations pratiquées avec du vaccin de génisse, il avait obtenu 362 succès, et que, de plus, chacune de ses vaccinations avait réalisé un nombre de boutons vaccinaux précisément *égal* au nombre des piqûres (1)? Ainsi, autant de

De même, nous lisons ceci, dans le très remarquable rapport que M. Hervieux a consacré à cette question :

« ... Si nous consultons les résultats obtenus par les différents vaccinateurs à l'aide du vaccin de génisse, nous voyons que le chiffre des succès l'emporte généralement sur celui que donne le vaccin humain. Il oscille d'ordinaire entre 97 et 99 p. 100 chez les sujets non vaccinés.

« Quant aux revaccinés, ce chiffre a varié de 50 à 70 p. 100. Il résulte d'un relevé de 8 500 revaccinations faites sous la direction de notre éminent collègue M. Vallin, dans son corps d'armée, que la proportion des succès a été de 69.25 p. 100 chez les recrues, de 58 p. 100 chez les réservistes et de 35 p. 100 chez les anciens soldats réfractaires à des revaccinations antérieures. Tous les rapports de médecins militaires que nous avons reçus et dépouillés cette année renferment des évaluations conformes et quelquefois même supérieures à celles que je viens de mentionner. Tels sont les chiffres des Drs Rivet et Strœbel, médecins majors au 137e d'infanterie, qui ont obtenu 64 p. 100 dans leurs revaccinations à l'aide du vaccin de génisse, tandis que l'année précédente ils n'avaient eu que 48 p. 100 avec le vaccin d'enfant. Tels sont encore les chiffres des Drs André et Félix qui, dans leurs revaccinations, ont eu 97 p. 100 de succès. Il est vrai qu'ils revaccinaient les réfractaires jusqu'à ce qu'ils eussent obtenu un résultat. Etc., etc... ». — (*Rapport sur les vaccinations pratiquées en France et dans les possessions françaises de* 1887 *à* 1888. Académie de médecine, séance du 23 octobre 1888.)

(1) « ... Depuis que l'Académie consacre une séance par semaine à la vaccination animale, j'ai pratiqué 1917 inoculations (avec le vaccin animal), dont 362 sur des sujets non vaccinés. Or, en ce qui concerne ces derniers, il y a eu *autant de succès que d'inoculations.* La vaccination de bras à bras aurait pu, il est vrai, nous donner le même résultat; mais nous n'aurions pas obtenu avec elle autant de boutons que de piqûres, et c'est ce qui a eu lieu constamment avec la vaccination animale.

vaccinations, autant de succès; autant de piqûres, autant de pustules vaccinales; c'est la perfection même.

Après de tels témoignages, la cause, peut-on dire, est entendue.

Donc la première des deux objections usuellement opposées à la vaccination animale doit être considérée comme non avenue. — Voyons la seconde.

II. — La seconde serait majeure, capitale, si elle reposait sur une démonstration clinique bien établie.

S'il était acquis que le vaccin animal conférât contre la variole une immunité non équivalente soit comme sûreté, soit comme durée, à celle qui dérive du vaccin humain, notre parti serait aussitôt pris, et nous n'hésiterions pas à proscrire le vaccin animal. Mieux vaut encore, dirions-nous, laisser l'humanité exposée aux dangers (d'ailleurs si rares, relativement) de la syphilis vaccinale que de perdre une part, si minime fût-elle, des garanties que la vaccine nous offre contre la variole. Car, à tout prendre, la syphilis, si grave qu'elle puisse

« Or, je ferai remarquer que je n'ai pas eu recours à quelques-unes des précautions considérées par certains auteurs comme indispensables au succès de l'opération. Ainsi je n'ai pas procédé par scarifications, comme cela est généralement conseillé, mais par simple piqûre. Ma lancette n'était pas chargée pour chaque piqûre, ainsi que le veulent un certain nombre d'opérateurs. Elle me servait, une fois chargée, pour les six piqûres classiques, trois sur chaque bras. Et cette simplification de la technique opératoire, qui me permettait de vacciner une centaine de sujets en une heure, n'a nullement nui au résultat des opérations.

« Je ne connais pas le résultat de mes revaccinations, les revaccinés n'ayant pas l'habitude de se présenter à nous de nouveau pour obtenir un certificat. Mais, si j'en juge par le petit nombre de ceux que j'ai revus, il serait relativement aussi satisfaisant que celui des vaccinations proprement dites. » (Hervieux, rapport précité.)

être, est moins grave encore et surtout bien plus rarement grave que la variole. Et, en définitive, si la nécessité nous réduit à faire un choix entre les deux fléaux, préservons-nous de la variole avant tout, dussions-nous rester découverts vis-à-vis de la syphilis.

Mais il s'en faut que cette terrible alternative nous soit imposée. La vaccine animale préserve-t-elle *moins sûrement* et *moins longtemps* que la vaccine humaine contre la variole? En vérité, nous n'en savons rien encore, et toute opinion sur l'un et l'autre de ces deux points, sur le second notamment, aurait le tort d'être prématurée. Car cette question est de celles qui ne pourront être jugées en dernier ressort que par nos successeurs, par nos fils, par nos petits-fils, c'est-à-dire au prix d'innombrables observations et d'une longue, très longue expérience qui nous fait défaut aujourd'hui.

Toutefois, dès aujourd'hui, il y aurait vraiment injustice à méconnaître les heureuses espérances qu'on peut concevoir sur les résultats de la vaccination animale d'après les quelques épreuves graves qu'elle a déjà subies. Ainsi, dit Warlomont, « sur plus de 10,000 enfants vaccinés à Bruxelles de 1865 à 1870 avec le vaccin de génisse et ayant essuyé la terrible épidémie qui, en 1870 et 1871, a effrayé le monde, il n'en a pas été signalé *un seul* à ma connaissance comme ayant été atteint par le fléau. La même immunité a été le partage de mes revaccinés, bien autrement nombreux, qui, dans le même temps, se sont trouvés dans le foyer épidémique. Le même effet préservateur a été observé pour les habitants de 124 communes du duché de Limbourg hollandais, où la vaccination se pratique avec le vaccin animal, lors d'une épidémie qui, en 1880 et 1881, fit des ravages dans les communes limitrophes de Belgique et d'Allemagne » (1).

De même, d'après les statistiques italiennes, ce serait à Naples et dans les villes où la vaccination animale est en honneur qu'il se produit le moins de cas de variole et le moins de décès par variole.

Autre témoignage déposant dans le même sens.

Le Dr Liébault, depuis 1865, et M. Delthil fils, depuis 1869, ont fait d'une façon régulière, à Nogent-sur-Marne, toutes les vaccinations de la localité à l'aide du vaccin de génisse, fourni par M. Chambon; et, dans cet intervalle, *c'est-à-dire depuis seize ans*, malgré les épidémies de variole qui ont sévi à plusieurs reprises dans ce pays, *aucun des enfants vaccinés par ces praticiens n'a été atteint par le fléau* (2).

De même, encore, il résulte des derniers documents officiels transmis à l'Académie par M. le Dr Hervieux que les chiffres de mortalité variolique tendent à se réduire de plus en plus dans notre armée, depuis que la vaccination animale y a été substituée à la méthode ancienne (3).

Ce sont là, à coup sûr, d'heureux présages. On ne peut en dire rien de plus quant à présent, je vous l'accorde; mais on ne peut en dire rien de moins, vous en conviendrez avec moi.

(1) E. Longet, article VACCINE (*loc. cit.*).

(2) Académie de médecine, séance du 9 août 1881. — Discours de M. le Dr Hervieux sur la vaccine animale (*Bulletin de l'Académie de médecine*, 1881, 2e série, t. X, p. 1014 à 1035).

(3) Rapport académique précité, 1888.

Si bien, en fin de compte, que la seconde objection dont je viens de vous parler ne constitue pas plus que la précédente une contre-indication sérieuse et réelle à la mesure prophylactique qui peut *seule* nous sauvegarder de la syphilis vaccinale, à savoir : la substitution du vaccin animal au vaccin humain dans la pratique des vaccinations et des revaccinations.

Au total, donc, ces deux objections restent sans valeur, et nous n'avons pas à en tenir compte.

Mais nous sommes bien loin encore, Messieurs, d'en avoir fini avec le chapitre des objections qu'on a opposées à la mesure prophylactique en question. Car, après celles qui précèdent, on en a invoqué bien d'autres, tirées surtout des *difficultés pratiques* de ce mode nouveau de vaccination. Celles-ci doivent nous occuper à leur tour, et j'entends y répondre sans en oublier aucune, étant donné l'intérêt social qui se rattache à cette importante question.

On a dit : « Vous proposez de substituer d'une façon générale la vaccine animale à la vaccine humaine. Mais c'est une *révolution* que vous allez introduire là dans les habitudes, dans les traditions, dans les aménagements administratifs, dans les rouages de ce grand système vaccinal qu'ont si laborieusement édifié nos pères, depuis près d'un siècle. Il faudra donc avoir partout et incessamment des génisses à vaccin, et cultiver le vaccin de génisse comme on cultive le vaccin humain. Quels embarras, quelles difficultés! Que de frais nouveaux, que de dépenses à jet continu! Etc., etc. »

A cela, Messieurs, j'opposerai deux réponses, péremptoires, à mon sens.

La première, c'est que ladite « révolution », si révolution il y a, est déjà un fait partiellement accompli. C'est un fait accompli, par exemple, en ce qui concerne nos hôpitaux, tous nos hôpitaux. Voyez donc, pour vous en convaincre, ce qui se passe ici même tous les samedis. Tous les samedis (c'est le jour pour Saint-Louis), on vaccine ou l'on revaccine dans nos salles une foule de nos malades, hommes ou femmes, adultes ou enfants. Et avec quel vaccin? Avec le vaccin d'une génisse qui nous est amenée ici et que bien des fois vous avez pu rencontrer dans les cours ou les préaux de cet hôpital.

Eh bien, pourquoi ne pas faire pour nos malades de ville ce qui se fait pour les malades de nos hôpitaux? Puisque la mesure est bonne pour les uns, j'imagine qu'elle doit être bonne pour les autres.

Et rien de plus simple à mettre en pratique, car nous avons déjà à Paris plusieurs maisons qui entretiennent des génisses vaccinifères, qui livrent aux médecins et à tout le monde du vaccin de génisse pour une faible rétribution, qui expédient même de ce vaccin en province, etc.

La province, je l'avoue, est moins favorisée. Mais pourquoi chaque département n'aurait-il pas son *Institut de vaccin animal*, pour dispenser ce vaccin à la population civile et à l'armée? De nombreux établissements de cet ordre se sont fondés et fonctionnent déjà régulièrement à l'étranger (1). Resterons-nous à cet égard en arrière des nations voisines? Sommes-nous donc plus pauvres qu'elles, et surtout avons-nous le droit d'être plus économes des deniers publics en ce qui concerne la santé publique?

Ma seconde réponse sera plus décisive encore, je crois. La voici.

Si l'on veut vulgariser la pratique des vaccinations et des revaccinations de façon à en finir avec la hideuse variole, il faut avant tout multiplier nos efforts pour rendre la vaccine exempte de tout danger; il faut, pour reprendre une expression de nos devanciers, la rendre

(1) « ... C'est ainsi que l'on pourrait citer:

« A Bruxelles, l'Institut vaccinal de Belgique, transformé en *office vaccinogène central* par Warlomont;

« A Anvers, un *Institut vaccinogène militaire*, fondé sur le rapport du médecin principal Riemstag;

« En Hollande, les *Instituts vaccinogènes* de la Haye, de Rotterdam, d'Amsterdam;

En Allemagne, ceux de Berlin, Leipzig, Hambourg, Weimar, Dresde Metz, etc.;

« En Suisse, l'*Institut vaccinal* de Lancy, près de Genève;

« En Roumanie, celui de Bucharest;

« En Angleterre, les *Instituts vaccinaux* du *local government Board*, qu'un bill du Parlement oblige à tenir le vaccin animal à la disposition du public;

« En Italie, les *Comités de vaccine animale* qui se sont multipliés dans les principales villes de ce pays (Turin, Milan, Gênes, Rome) depuis la fondation du premier Institut vaccinal à Naples;

« Aux États-Unis, les *Parcs vaccinaux* de New-York, Nooklayn, Chambersburg, Clifton, Maryland, Washington, Chelsea, etc. » (Hervieux, Rapport cité.)

En France, nous ne possédons encore qu'un très petit nombre d'établissements semblables; à Paris, celui de M. Chambon et un autre au Val-de-Grâce, créé par l'initiative de M. le Dr Perrin; — en province, ceux de Lyon, Montpellier, Bordeaux. Mais croirait-on que l'Académie de médecine de Paris, l'Académie, ce dispensaire par excellence de la vaccine, ce conservatoire de la vaccine, qu'on me passe l'expression, en soit encore aujourd'hui à réclamer *une étable* pour la culture du vaccin animal!

« immaculée, immaculable », et pouvoir la présenter comme telle au public ; il faut ne pas laisser aux mains de ses adversaires cet argument puissant, considérable, et tant exploité par eux, d'après lequel la vaccine serait susceptible de porter en elle le germe de maladies diverses, notamment de la plus redoutée de toutes, de celle qui est un véritable épouvantail pour tout le monde, c'est-à-dire de la vérole.

Or, relativement à la transmission de la syphilis par le vaccin, la sécurité absolue existe-t-elle avec le vaccin animal? Oui; c'est là un fait acquis, démontré.

Existe-t-elle avec le vaccin humain? Non, cent fois non. Et c'est là un dernier point qu'il me reste à établir pour juger catégoriquement la question qui nous occupe.

On a souvent plaidé ce que vous me permettrez d'appeler les circonstances atténuantes en faveur de la vaccine humaine.

Ainsi, l'on a dit ceci tout d'abord : « Vous parlez des dangers de la syphilis vaccinale. Mais ces dangers sont bien rares, bien exceptionnels. On vaccine tous les enfants, on revaccine quantité d'adultes, et voyez combien peu de sujets ont contracté de ce fait la syphilis jusqu'à ce jour. »

Sans doute. Mais enfin, si rare que soit le danger, il existe. Je vous en ai cité nombre d'exemples, qu'on compterait aujourd'hui par centaines. Je n'ai plus à vous rappeler ces véritables désastres, semant la syphilis dans tout un village. Pour ma seule part, j'ai entendu plus d'une fois, je vous l'assure, les récriminations amères de sujets infectés par la vaccine, accusant la vaccine, accusant leur médecin, etc. J'ai entendu plus d'une fois les regrets attristés de certains de nos confrères auxquels était arrivé le malheur d'inoculer la syphilis à leurs clients sous le couvert de la vaccine. Donc, vous le voyez de reste, la syphilis vaccinale est une éventualité avec laquelle, serait-elle même plus rare encore, il nous faut compter pour notre pratique (1). Les cas de mort par le chloroforme sont rares, eux aussi, disons mieux, sont tout à fait exceptionnels. Ce qui n'empêche que, si demain on venait à découvrir par bonheur un autre anesthésique qui, ayant les vertus du chloroforme, n'en comportât pas les dangers, nous n'aurions rien de plus pressé que de délaisser le chloroforme pour cet agent nouveau. Eh bien, tel est précisément le cas ici. Pourquoi donc ne pas faire pour la vaccine ce que nous ferions pour le chloroforme?

En second lieu, on se réfugie et on se cantonne dans l'argument suivant : « Il est un moyen de conférer à la vaccine humaine l'innocuité de la vaccine animale par rapport à la syphilis : c'est de *choisir un vaccinifère qui n'ait pas la syphilis.* »

Parfait! répondrai-je. Avec un vaccinifère exempt de syphilis vous ne transmettrez pas la syphilis. Cela est de toute évidence. Mais veuillez observer, avant plus ample

(1) Le hasard — bien malheureusement — ne me sert que trop bien pour la démonstration que je poursuis. Car, au moment même où je relis les épreuves de ce volume, je reçois communication d'un nouveau désastre du même ordre.

Dans une petite ville de province, sept personnes viennent d'être contaminées de syphilis à la suite d'une vaccination faite de bras à bras.

discussion, que ce vaccinifère immaculé et sûrement immaculé, il vous faudra le trouver non pas une fois, mais *tous les huit jours* (tous les huit jours, entendez-le bien), puisque la vaccine s'entretient par génération hebdomadaire, et il vous faudra le trouver tous les huit jours *indéfiniment*, dans l'éternité des âges. Or, ce pourra être là œuvre plus laborieuse et plus difficile à réaliser que vous ne semblez le croire.

Mais enfin passons sur ce point, et venons au fait.

Comment prétendez-vous donc, demanderai-je à mes confrères avec une curiosité peut-être quelque peu indiscrète, comment prétendez-vous donc réaliser ce vaccin immaculé, ce vaccin sûrement et infailliblement exempt de syphilis?

Voici, nous dit-on.

« D'abord, nous n'accepterons comme vaccinifères que des enfants âgés d'au moins plusieurs mois, âgés d'un an, quand nous pourrons en trouver de tels. Et cela, parce qu'il est démontré que la syphilis héréditaire fait ses manifestations le plus habituellement dans les premières semaines ou les premiers mois. Donc, en choisissant des enfants au-dessus de cet âge, nous n'aurons presque plus rien à en redouter (1).

(1) On sait déjà par ce qui précède ce que vaut cette prétendue garantie.

Les cas abondent où l'infection vaccino-syphilitique a été transmise par des enfants plus ou moins âgés. Citons les quelques suivants comme exemples.

Dans le cas de M. Millard, le vaccinifère qui infecta, de par son vaccin, neuf enfants et plusieurs adultes, était âgé d'environ *six mois*.

Dans le fait relaté par un médecin de Béziers (V. p. 108, note 3), ce fut un enfant âgé de *dix mois* et fort beau d'apparences extérieures qui transmit l'infection vaccino-syphilitique à un autre enfant.

A Rivalta, le vaccinifère Chiabrera, qui devint l'origine de cette ter

« Secondement, nous n'accepterons comme vaccinifères que des enfants de santé antérieure bien connue et de santé actuelle irréprochable; — c'est-à-dire, pour préciser, que nous surveillerons médicalement depuis leur naissance les enfants destinés à servir de vaccinifères, et que, de plus, au moment où ces enfants devront livrer leur vaccin à autrui, nous les examinerons derechef et intégralement, quant à leur peau, quant à leurs muqueuses, quant à leur état viscéral, etc., de façon à dépister la syphilis sous toutes les formes qu'elle puisse prendre.

« Troisièmement, enfin, nous n'accepterons comme vaccinifères que des enfants dont les parents nous seront connus et sur lesquels nous n'aurons pas à suspecter la syphilis (1). »

Admirable programme, répondrai-je encore. Voilà, à coup sûr, trois excellentes mesures de prophylaxie vaccino-syphilitique. Je ne puis qu'y applaudir (2). Certes, si

rible épidémie de syphilis vaccinale où l'on ne compta pas moins de 46 enfants infectés (sans parler des personnes adultes contaminées par ricochet), était un enfant âgé d'*onze mois*. — P.

(1) Si je m'étais imposé l'obligation d'être complet sur l'historique de la question, j'aurais eu à mentionner ici diverses méthodes auxquelles on avait attribué une certaine valeur prophylactique (modifications du manuel opératoire; instruments spéciaux, tels que l'aiguille de Depaul; — recours à des vaccins explorés microscopiquement, à des vaccins conservés, etc...). Mais ces méthodes sont jugées et délaissées de vieille date, et j'ai cru superflu d'en parler.

(2) « Je ne puis qu'y applaudir », réserve faite toutefois pour le premier article de ce programme, celui qui a trait à l'*âge* des enfants acceptés ou choisis comme vaccinifères.

« Nous n'accepterons, dit-on, comme vaccinifères que des enfants âgés de *six mois à un an*. »

D'abord, répondrai-je, en trouverez-vous beaucoup, en trouverez-vous suffisamment de cet âge? Espérons que vous en trouverez de moins en moins, à mesure que les bienfaits de la vaccine iront se vulgarisant et qu'on aura plus de facilités pour vacciner tous

on les eût toujours observées, nombre de cas de syphilis vaccinale qui sont enregistrés dans la science ne se fussent pas produits.

Que si, par exemple, on s'était toujours enquis de la santé des parents avant d'accepter leur enfant comme vaccinifère, on eût évité des contaminations qu'a laissé se produire l'omission de cette garantie élémentaire. Puisqu'on a appris après coup, le malheur fait, que lesdits parents étaient syphilitiques, il est à croire qu'on eût bien pu l'apprendre auparavant.

Que si, de même, on s'était toujours enquis de la santé personnelle des vaccinifères, on eût évité encore de semblables malheurs. Rappelez-vous un des cas précités, dans lequel deux soldats furent vaccinés avec le vaccin d'un de leurs camarades. Quand la vérole se fut produite sur eux de par le vaccin, on interrogea le vaccinifère qui, sans se faire prier, raconta qu'il avait eu un chancre de la verge trois mois auparavant. Si l'on avait

les enfants de bonne heure, c'est-à-dire dès les premiers mois.

Entendez-vous, au contraire, ne vacciner à dessein, intentionnellement, un certain nombre d'enfants qu'à l'âge de six mois à un an? Non, en toute évidence, car se serait là une véritable *immoralité*. Qui voudrait se prêter à créer de la sorte deux catégories de vaccinés, l'une, celle des *privilégiés*, qui seraient admis à profiter de bonne heure de la sauvegarde vaccinale, et l'autre, celle des *sacrifiés*, qu'on laisserait exposés pendant six mois à un an aux dangers de la variole. pour la sécurité du premier groupe? Sans compter que, d'autre part, cette détestable, cette abominable pratique ne manquerait guère d'être jugée et condamnée par les événements.

De sorte qu'en définitive la proposition qui consiste à n'utiliser pour la vaccine que des enfants âgés de six mois à un an aboutit à ceci, pratiquement : Si l'on a la chance de rencontrer des enfants de cet âge, les préférer comme vaccinifères à d'autres enfants plus jeunes. Et c'est tout. Mais, si l'on n'est pas servi par cette chance (qui, espérons-le, deviendra de plus en plus rare), ladite garantie prophylactique se réduit alors à néant.

(V., sur le même point, Raymond Petit, *Transmission de la syphilis par la vaccination; des moyens de l'éviter*, Thèse de Paris, 1867, p. 94.)

pris la simple précaution de l'interroger au moment de la vaccination, on se serait gardé certes d'avoir recours à son vaccin.

Et ainsi de suite.

Nul doute, en conséquence, qu'avec un tel arsenal de précautions on ne puisse parvenir à éviter presque sûrement les risques d'une contamination vaccino-syphilitique.

Voilà ce que dit la théorie, et tout cela est parfait, est irréfutable en principe.

Maintenant, de la théorie passons à la pratique.

Votre programme, dirai-je à mes honorés contradicteurs, est admirable théoriquement, sur le papier. Mais, au point de vue pratique, je le déclare une *utopie*, et cela pour toute une série de raisons dont voici les principales.

D'abord, cette triple garantie qui compose votre programme, vous pourrez bien, je l'admets, la réaliser un certain nombre de fois avec toutes les exigences, toutes les sévérités, toutes les minuties désirables. Mais je nie que vous puissiez la réaliser toujours, c'est-à-dire, pour préciser, que vous puissiez la réaliser *tous les huit jours et à perpétuité*. Cela est au-dessus des forces humaines, au-dessus du possible.

En second lieu, est-ce que même dans ce programme vous espérez trouver les éléments d'une sécurité absolue? Laissez là cette illusion. A force de peines, à force de dévouement à la cause vaccinale, vous arriverez, je veux le croire, à réduire les risques de contamination, à les réduire dans la mesure du possible, de l'humainement possible, mais vous n'aboutirez jamais à les réduire à néant. Et voici pourquoi.

C'est que chacune des garanties que vous invoquez et qu'il vous plaît de considérer comme absolues n'est en réalité que *relative* et laisse place, passez-moi l'expression, à une fissure, à un risque de contamination. Voyez plutôt, à ne prendre que les deux suivantes.

Vous dites : « Nous examinerons l'enfant avec le plus grand soin; nous ne négligerons rien pour nous assurer des moindres détails de sa santé antérieure et de sa santé actuelle. » C'est fort bien. Mais oubliez-vous donc qu'il n'y a pas que les vaccinifères en état de syphilis active, évidente, qui confèrent la syphilis par leur vaccin? Il suffit que la syphilis soit en puissance sur un vaccinifère pour que son vaccin transmette l'infection. C'est là un point que nous avons établi précédemment et sur lequel je n'ai plus à revenir. Or, comment reconnaîtrez-vous une syphilis en puissance, une syphilis *latente*, latente, entendez-vous bien le mot? Poser la question en ces termes, c'est la résoudre, n'est-il pas vrai?

Vous ajoutez, d'autre part, et c'est là votre grand argument : « Nous n'accepterons comme vaccinifères que des enfants *dont les parents nous seront connus.* » Vous entendez par là sans doute que vous choisirez ces enfants dans des familles que vous traitez depuis longtemps et dont tous les antécédents morbides seront venus, pensez-vous, à votre connaissance. Rien de mieux, théoriquement. Mais, en pratique, comment se passeront les choses? De la façon que voici, soyez-en sûrs.

Lorsque vous aurez l'intention de prendre du vaccin sur un nourrisson, dans votre clientèle, est-ce que vous irez vous livrer à un examen *in extenso* du père et de la mère, à un examen assez *complet* (vous me comprenez) pour être probant? Prierez-vous, par exemple, le père dudit enfant de se déshabiller, afin d'avoir toute liberté de rechercher sur lui à loisir des signes, des stigmates, des témoignages de syphilis? Et la mère? Procéderez-vous de la même façon à son égard? Non, cent fois non, n'est-ce pas? Demander cela, réclamer cela, serait manquer aux plus vulgaires bienséances, sans la moindre chance d'aboutir au résultat désiré. Vous vous satisferez donc de ce que vous aurez vu — ou plutôt de ce que vous n'aurez pas vu — dans vos rapports avec ces clients, et vous vous bornerez à dire à part vous : « Voilà une honnête famille que je connais, que je soigne depuis cinq, dix, douze ans. Jamais il n'a été question de syphilis dans ce ménage. Donc l'enfant de pareilles gens ne saurait avoir la syphilis. »

Raisonnant de la sorte, vous tomberez juste 9 fois sur 10, 19 fois sur 20, 29 fois sur 30, je suppose, voire plus souvent encore, si vous le voulez, car j'entends vous faire la part aussi large que possible. Mais une fois de temps à autre vous tomberez *à faux*, et vous estimerez comme immaculé l'enfant d'une famille syphilitique. Et cela, parce que la syphilis de cette famille, ou tout au moins, pour prendre le cas le plus usuel, parce que la syphilis *du père*, dans cette famille, ne vous aura pas été révélée, parce que bien au contraire elle vous aura été soigneusement cachée, dissimulée.

Ainsi vont les choses, en effet, il faut bien le savoir. Cela, Messieurs, vos livres ne vous le disent pas, car ce n'est pas là de la pathologie; mais la pratique se chargera de vous l'apprendre. Laissez-moi donc, pour ceux d'entre vous qui ne sont pas encore praticiens et qui n'ont encore étudié les choses de la médecine que sur les bancs de l'école, lever un coin du voile sur ces petits mystères de la clientèle privée.

Ce qu'apprend l'expérience tout d'abord, en pareille matière, c'est que quantité de maris ayant contracté la syphilis soit avant, soit après leur mariage, s'abstiennent soigneusement de faire part de leurs antécédents spéciaux au médecin *habituel* de leur famille, c'est-à-dire au médecin qui a charge de soigner leur femme et leurs enfants. Ce n'est pas ce médecin-là qu'ils prennent pour confident de leur passé pathologique. Bien loin de là. Ils se cachent positivement de lui; au besoin même, ils le tromperaient sur ce point. Pourquoi? Pour toutes sortes de mauvaises et sottes raisons : les uns, par défiance véritable; ils supposent que ce médecin pourrait les compromettre dans leur ménage par une indiscrétion, soit involontaire, soit malveillante; — d'autres, parce qu'il leur déplaît d'initier à une vieille histoire de jeunesse ou, plus encore, à une folie de fraîche date un homme avec lequel ils doivent se rencontrer journellement au foyer de leur famille; — d'autres encore pour tout autre motif de même ordre et de valeur égale, etc.

Que les choses se passent ainsi à Paris, nul doute à ce sujet, et nous sommes tous, nous praticiens de Paris, édifiés sur ce point en ce qui concerne nos malades habituels. Or, c'est bien pis encore pour la province. Le mari syphilitique *de province* ne se confesse que bien plus rarement au médecin de sa localité, à son « médecin de famille ». Il est bien autrement défiant, celui-ci, en raison des mesquineries, des habitudes cancanières des petites villes de province où tout se sait, se raconte, se commente, se colporte. Celui-ci, pour peu qu'il ait quelque aisance, ne se fait pas traiter chez lui. Ou bien il va consulter un médecin d'une grande ville du voisinage, ou bien, sous le prétexte d'une affaire quelconque, il accourt à Paris.

Que d'exemples du genre n'aurais-je pas à relater! Laissez-moi vous en citer au moins un, entre tant et tant d'autres, pour bien vous convaincre et vous mettre au fait des us et coutumes de cet ordre de clients.

Ces derniers jours, un monsieur de province, marié et père de famille, vient me consulter pour des accidents secondaires de la bouche, suites d'une mésaventure toute récente. Je lui prescris un traitement; je lui cautérise ses plaques buccales, et j'ajoute : « Il faudra dans quelques jours aller trouver votre médecin, pour qu'il examine votre bouche et, au besoin, cautérise à nouveau celles de vos plaques qui pourraient subsister. — Impossible, me répond-il, impossible. Je ne puis consulter pour cela mon médecin habituel; je ne puis me faire traiter chez moi pour de tels accidents; je ne voudrais même pas acheter chez moi les médicaments qui me seront nécessaires. — Et pourquoi donc? — Pour toute une série de raisons que voici (et que j'abrégerai) : d'abord, je ne puis faire venir mon médecin chez moi, parce que ma femme me demanderait la raison de ses visites. Je ne puis davantage aller chez lui, parce qu'on me verrait aller chez lui, parce que, dans une petite localité comme la mienne où l'on voit tout, où l'on sait tout, mes visites chez ce médecin seraient interprétées de la façon la plus désobligeante. Quant à mes médicaments, ce serait bien pis encore. Voyez-vous mes ordonnances traîner dans l'officine du pharmacien où tout le pays va et vient les jours de marché, être lues et commentées par la femme dudit harm acien, laquelle relève les factures! Dans les vingt-quatre heures, ma maladie serait connue de tout le pays, etc., etc. »

Pardon de l'anecdote, Messieurs. Mais l'excuse de cette digression est la morale qu'elle comporte en ce qui concerne notre sujet spécial (1).

(1) J'insiste pour affirmer à nouveau que les cas de cet ordre sont absolument communs et d'observation courante dans la clientèle de ville. J'en aurais à citer par centaines. Quelquefois même ils dépassent comme défiance vis-à-vis du médecin et, disons le mot, comme imbécillité, tout ce qu'on pourrait croire, tout ce que pourrait inventer une imagination féconde. Exemple :

Un grave notaire de province, marié, contracta la syphilis dans une escapade amoureuse. Il vint s'en faire traiter à Paris, par moi, pendant quelques mois; puis je ne le revis plus. — Quelques années plus tard, il fut pris d'une hémiplégie, que lui-même « soupçonna bien d'être une conséquence de sa syphilis. » Le médecin de sa localité, son médecin *habituel*, l'interrogea alors sur ses antécédents, l'examina au point de vue d'une syphilis antérieure, revint même à plusieurs reprises sur ce point d'étiologie. Vains efforts. Le malade nia, s'entêta à nier la syphilis, et cela, comme il me le disait plus tard, « parce qu'il n'avait pas envie que son médecin allât raconter sa maladie à sa femme et à tout le monde (!), parce qu'il craignait qu'une ordonnance de mercure ou d'iodure ne révélât la nature de son mal à son pharmacien, lequel aurait pu *ébruiter la chose*, etc. ». — Il paya

De sorte qu'au total, assez souvent à Paris et très habituellement en province, le *médecin de famille*, comme on l'appelle, se trouve être *celui qui est le moins au courant de la syphilis de ses clients habituels*. Voilà le fait, voilà l'exacte vérité, copiée sur nature.

Or, d'autre part, je vous prie, quel est donc le médecin qui, dans un ménage de Paris ou de province, est appelé à pratiquer les vaccinations et les revaccinations? Qui vaccine les enfants, qui revaccine les adolescents et les adultes? Qui choisit un vaccin, pour en faire profiter ses clients? C'est précisément le médecin « habituel », le *médecin de famille*.

Si bien (notez ceci) que le médecin qui aurait le plus intérêt à connaître les qualités d'un vaccin peut être et est souvent celui qui les connaît le moins!

Si bien que, naturellement et forcément, l'éventualité suivante ne pourra manquer de se produire un jour ou l'autre :

Dans l'ignorance où il sera de la syphilis de tel ou tel de ses clients dont il croit avoir la confiance et toute la confiance, ledit médecin choisira comme vaccinifère l'enfant dudit client, c'est-à-dire un enfant *hérédo-syphilitique*, dont le vaccin pourra contenir le contage syphilitique et contaminer autrui.

sa bêtise d'une infirmité persistante. Car, lorsqu'il put venir à Paris me consulter, quelques mois plus tard, je jugeai que son hémiplégie, bien que d'origine spécifique, était déjà incurable, et l'événement n'a fait que confirmer ce facile pronostic.

Et de même pour tant et tant d'autres cas de même ordre, où le médecin *habituel*, le médecin de famille, est presque toujours laissé *à dessein* dans une complète ignorance de tout ce qui a trait à la syphilis.

Cette conséquence est forcée, fatale, inéluctable. Elle pourra bien, par suite de circonstances multiples et diverses, ne pas se produire un certain nombre de fois; mais il arrivera nécessairement un jour où elle se produira. Il est impossible qu'elle ne se produise pas.

Donc, je le répète encore et ne saurais trop le répéter au nom de l'expérience, au nom des enseignements de la pratique, *la sécurité absolue n'existe pas, ne saurait exister avec le vaccin humain.*

Toujours, quoi qu'on fasse, la vaccination de bras à bras ou avec le vaccin humain conservé comportera un risque, un danger.

Or, je vous le demande, Messieurs, et ce sera là ma conclusion terminale, alors que le vaccin est un bienfait immense dont tout le monde doit être appelé à profiter; — alors que la pratique de la revaccination tend heureusement à se généraliser et est devenue même obligatoire dans certains milieux (armée, marine, administrations publiques ou particulières, etc.); — alors, enfin, qu'on nourrit le projet (puisqu'une loi tendant à ce résultat est en instance devant le Parlement) de rendre la vaccine obligatoire pour tous; — dans ces conditions, dis-je, convient-il qu'un danger, un risque quelconque plane sur les conséquences possibles d'une telle opération; convient-il qu'on vienne s'offrir à la lancette du vaccinateur avec une arrière-pensée, une crainte, une appréhension quelconque, et surtout avec la perspective de recevoir la vérole au lieu de la vaccine ou avec la vaccine?

Inutile, je crois, de répondre à une telle question.

Donc, il faut, il faut de toute nécessité que la vaccine soit exonérée de tout soupçon. Il faut qu'elle ne puisse transmettre rien autre que la préservation spéciale qu'on lui demande; il faut qu'elle offre au futur vacciné une SÉCURITÉ ABSOLUE.

Or, encore une fois, *cette sécurité absolue n'existe qu'avec le vaccin animal.*

Conséquemment, n'hésitons pas. Pas de tergiversations, pas d'indécisions, pas d'atermoiements ou de demi-mesures en pareille situation. Un parti radical est de rigueur, et, puisque la vaccine animale offre les mêmes garanties de préservation contre la variole que le vaccin humain (lequel, d'ailleurs, n'en est qu'un dérivé), *substituer le vaccin animal au vaccin humain* me paraît une nécessité qui s'impose.

Sans doute, ce sera là, non pas une « révolution », comme on l'a dit, mais une modification dans nos habitudes, une réforme dans les traditions acceptées. Eh bien, qu'importe? Le progrès n'est-il pas cela, de l'essence même des choses?

D'ailleurs, je vous l'ai dit, cette réforme est déjà partiellement réalisée. Puisqu'elle est acceptée pour nos malades d'hôpital, pourquoi ne pas la généraliser? Puisque nous avons eu des raisons — et des raisons que nous estimons bonnes — pour vacciner nos malades d'hôpital au vaccin de génisse, quels motifs contraires pourrions-nous invoquer pour ne pas faire en ville, dans nos clientèles privées, ce que nous faisons ici?

Enfin, la réforme dont je parle ressort si simplement,

si logiquement, des considérations diverses que je viens de développer devant vous, Messieurs, qu'elle *s'impose* véritablement, je le répète. Si elle est différée, ajournée aujourd'hui, soyez sûrs qu'elle s'accomplira dans l'avenir, alors que le renoncement à une pratique routinière et dangereuse ressortira comme une nécessité urgente d'un sinistre analogue à celui qui s'est produit à l'Académie ces dernières années. Tout le monde alors *délaissera le vaccin humain* pour le vaccin animal, mais il sera bien temps! Et l'opinion publique aura droit de nous reprocher un atermoiement non motivé. Pourquoi donc attendre? Pourquoi ne pas aller au-devant de nouveaux malheurs par une réforme immédiate?

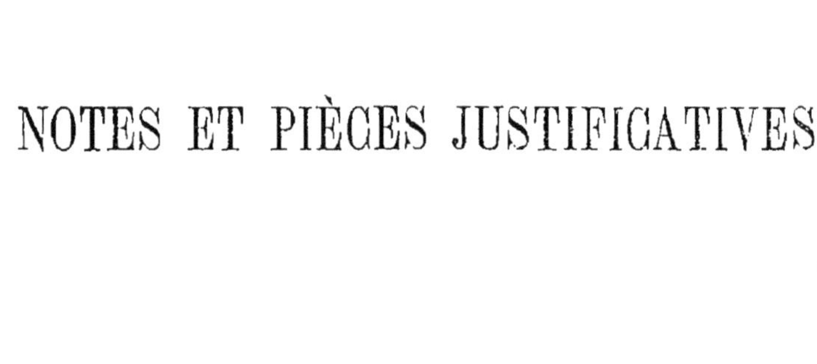

NOTES ET PIÈCES JUSTIFICATIVES

NOTE I

SYPHILIS VACCINALE. — CONTAMINATION DE SEPT ENFANTS ET QUATRE ADULTES PAR UN MÊME VACCIN.

« M. A. X..., âgé de vingt-sept ans, neveu d'un médecin spécialiste très connu, n'a jamais eu d'autres accidents vénériens que deux blennorrhagies intenses. Je lui avais donné des soins pour la première fois en décembre 1864, à l'occasion d'un rhumatisme très douloureux du membre supérieur droit, et, après sa guérison, il était parti pour Constantinople comme représentant d'une grande maison de commerce. — Revenu à Paris au mois d'août 1865, il se disposait à aller en Allemagne, lorsqu'il apprend que son père, âgé de soixante ans, domicilié à Francfort-sur-le-Mein, est atteint de variole. Bien qu'il ait été vacciné dans son enfance et qu'il porte aux deux bras des cicatrices très apparentes, on juge prudent de le faire revacciner avant son départ. Son oncle, le Dr S..., lui donne une lettre de recommandation pour M. le professeur Depaul, lettre avec laquelle il se présente à l'Académie de médecine le samedi 19 août 1865. — En l'absence de M. Depaul, la personne attachée au service des vaccinations pratique la petite opération à M. X... avec du vaccin pris sur un enfant âgé d'environ six mois, mais pâle et d'assez chétive apparence.

Le même jour, un grand nombre de soldats de la garnison de Paris et plusieurs enfants ont été vaccinés avec du vaccin pris sur le même sujet. — M. X... n'a pas fait attention si les pustules de l'enfant vaccinifère étaient ou non saignantes. — On lui a pratiqué six piqûres, trois à chaque bras, au lieu d'élection. Quatre seulement ont pris, les deux supérieures de chaque côté. Quant aux inférieures, elles paraissaient avoir avorté. — C'est dans ces conditions que M. A. X... part pour Francfort. — Durant son séjour dans cette ville, il montre au médecin de sa famille les quatre boutons qui se sont développés; on n'y constate rien d'extraordinaire. — Les croûtes tombent vers le 12 septembre.

De retour à Paris, M. A. X... est tout étonné de voir paraître, vers le 20 septembre, un mois après la revaccination, deux nouveaux boutons de vaccine au niveau des piqûres inférieures de chaque bras, lesquelles n'avaient rien présenté jusque-là. Il n'y sent pas plus de démangeaisons que pendant l'évolution des premiers boutons, et, tout en étant surpris de ce développement tardif, il n'y attache aucune importance. Ces boutons se convertissent en croûtes sèches et brunâtres.

Vers le 22 octobre M. A. X... commence à être pris de douleurs de tête très violentes, qui reviennent toutes les nuits « *dès qu'il a la tête sur l'oreiller* » et qui le privent de sommeil. Il se plaint aussi de quelques douleurs vagues dans la poitrine. — Deux ou trois jours après l'invasion de cette céphalalgie, il aperçoit sur la face antérieure de la poitrine et sur le ventre quelques rougeurs insignifiantes qui ne lui causent aucune démangeaison. — Les douleurs de tête deviennent si insupportables qu'il se décide à venir, le lundi 6 novembre, me demander conseil pour son rhumatisme qui, dit-il, le reprend dans la tête; il se plaint en outre d'un peu de malaise général.

Après avoir examiné très imparfaitement le devant de la poitrine et les avant-bras en écartant la chemise et en retroussant simplement les manches et n'y avoir pas constaté d'éruption, je m'étais arrêté à l'idée d'une névralgie et m'apprêtais déjà à conseiller le traitement le plus habituel de cette affection (sulfate de quinine, extrait thébaïque, pilules de Méglin, etc., etc.), lorsque, dans la conversation et presque par hasard, M. A. X... vint à me parler de son voyage en Allemagne, des circonstances de sa revaccination, des deux dernières pustules qui avaient été si en retard sur les autres, et dont les croûtes n'étaient pas encore tombées soixante-dix-huit jours après l'opération.

Ce fut pour moi un trait de lumière, et je fis immédiatement déshabiller le malade. A la partie supérieure de chaque bras existait une croûte épaisse, brunâtre, surmontée de deux petites cicatrices récentes de vaccine régulière.

La croûte du bras droit ne différait pas sensiblement par ses dimensions, sa couleur brune et son épaisseur, des croûtes vaccinales légitimes; mais celle du bras gauche était beaucoup plus large, de forme conoïde, de couleur très foncée, noir verdâtre, très épaisse et comme formée de plusieurs couches écailleuses; elle rappelait les croûtes du *rupia.* — Il était difficile de sentir une base indurée sous les croûtes; mais, depuis qu'elles sont tombées, cette induration a été perçue manifestement.

Je constatai en outre, dans chaque aisselle, plusieurs ganglions lymphatiques tuméfiés et indolents, formant une véritable pléiade.

Enfin, sur les bras, sur la poitrine, mais surtout sur les régions latérales et postérieures du tronc, existait une éruption papulo-vésiculeuse, beaucoup plus étendue et marquée que ne disait M. A. X... Cette éruption, absolument indolente, avait tous les caractères d'une syphilide; elle n'avait pas envahi les membres inférieurs.

Il n'y avait pas eu de maux de gorge, et l'isthme du gosier était sain.

Les cheveux n'avaient pas commencé à tomber. Au moment de l'invasion des maux de tête, plusieurs petites croûtes s'étaient formées sur le cuir chevelu, mais elles n'ont pas tardé à disparaître.

L'examen des régions occipito-mastoïdiennes ne faisait constater qu'un seul ganglion légèrement tuméfié.

Les caractères de la céphalalgie étaient ceux qu'on assigne à la syphilis ; elle s'exaspérait la nuit, n'était pas limitée à un côté, prédominait plutôt au sommet de la tête et semblait augmenter par la pression ; elle redoublait d'une manière très sensible au contact et à la chaleur de l'oreiller.

En dernière analyse, j'inspectai minutieusement les organes génitaux. Ils étaient sains et ne portaient aucune cicatrice ; — il n'y avait dans les aines aucun engorgement ganglionnaire ; — et, de plus, le malade, interrogé de nouveau et avec insistance, affirmait n'avoir jamais eu de chancre.

Je demeurai convaincu, après cet examen, que M. A. X... était atteint de syphilis vaccinale ; — que cette syphilis lui avait été inoculée le 19 août ; — que les croûtes, qui existaient encore aux bras près de quatre-vingts jours après l'inoculation, recouvraient deux ulcérations de nature chancreuse ; — que les engorgements ganglionnaires des aisselles en étaient la conséquence et devaient exister depuis longtemps ; — qu'enfin l'apparition presque simultanée de la céphalée et de l'éruption cutanée vers le 22 octobre, c'est-à-dire au bout de deux mois, confirmait le mode d'évolution le plus habituel de la diathèse syphilitique.

Très ému et presque embarrassé de cette découverte, comprenant la gravité d'un fait semblable, puisque c'était à l'Académie de médecine que l'inoculation avait eu lieu six mois à peine après une discussion célèbre, je devais tenir à ce qu'il fût constaté par un médecin dont le témoignage ne pût être révoqué en doute, et, séance tenante, je conduisis moi-même M. A. X... chez mon excellent maître et ami M. le docteur Hardy.

Après avoir examiné et interrogé le malade, l'habile médecin de l'hôpital Saint-Louis n'hésita pas à porter le même diagnostic, et à déclarer que la syphilis avait été inoculée au mois d'août par les piqûres de vaccin. Nous arrêtâmes un traitement mixte, composé de pilules de proto-iodure de mercure et d'une solution d'iodure de potassium. Ce dernier médicament devait avoir pour effet de débarrasser promptement le malade de sa céphalée si pénible.

Je donnai aussi à mon client le conseil de prévenir immédiatement son oncle, le Dr S.... Celui-ci conduisit, le soir même du 6 novembre, son neveu chez M. le Dr Ricord. L'éminent syphiliographe, qui, on se le rappelle, avait, au mois de janvier dernier, combattu à l'Académie, avec une grande vivacité, les conclusions du rapport de M. Depaul, et qui avait contesté plusieurs observations invoquées dans ce rapport, n'a pas hésité, dans le cas actuel, à se rendre à l'évidence et à reconnaître que chez M. A. X... la revaccination avait été le point de départ de la syphilis. Il prescrivit un traitement identique.

J'ai revu le malade plusieurs fois depuis lors. La croûte du bras gauche est tombée le 9 novembre, et a été remplacée par une cicatrice arrondie, rougeâtre, très peu saillante et légèrement indurée. —Le 14 ou le 15 novembre, la croûte du bras gauche s'est détachée à son tour et a fait place à une cicatrice large, circulaire, à base manifestement indurée, et semblable à celle d'un chancre. —La céphalée a disparu rapidement sous l'influence de l'iodure de potassium pris concurremment avec les pilules de protoiodure. — L'éruption du tronc, après avoir un peu augmenté, commence déjà à pâlir, mais elle est encore très caractérisée, ainsi que plusieurs de nos collègues ont pu s'en assurer au commencement de cette séance (22 novembre).

Le malade continue de suivre régulièrement les prescriptions de M. Ricord, et tout fait espérer qu'il sera promptement guéri. — Le 1er décembre, il a quitté Paris pour aller reprendre ses fonctions à Constantinople. » (Communication à la Société médicale des hôpitaux, dans la séance du 22 novembre 1865, par le Dr Millard. — V. *Bulletins et mémoires de la Société des hôpitaux de Paris*, t. II, 1865, p. 221 et suiv.)

A la suite de la divulgation de ce fait, une enquête fut ouverte par Depaul, le directeur du service de la vaccine. En voici le résultat que nous extrayons intégralement de la communication faite sur ce sujet par Depaul à l'Académie de médecine :

« L'Académie sait que j'ai à m acquitter d'une dette envers elle, et que je lui dois le récit d'un cas malheureux qui s'est passé il y a deux ans dans les vaccinations officielles dont je suis chargé. Si je ne l'ai pas fait plus tôt, elle n'ignore pas pourquoi. Le moment est venu de parler.

Dans les premiers jours du mois de novembre 1865, j'appris qu'un jeune homme de vingt-sept ans, qui était venu se faire vacciner à l'Académie le 19 août de la même année, présentait des accidents graves dont la nature syphilitique n'avait pas paru douteuse à M[r] le Dr Millard qui le soignait, ainsi qu'à plusieurs autres confrères qui avaient été consultés.

Vivement ému, je crus qu'il était de mon devoir d'aller à la recherche de tous les individus qui avaient été vaccinés dans la même séance, et des enfants qui avaient fourni le vaccin.

M. Lanoix, qui avait été informé quelques jours avant, en avait déjà vu quelques-uns. Il se joignit à moi pour compléter cette enquête douloureuse.

Nous trouvâmes sur les registres de l'Académie les noms et les adresses de neuf enfants qui avaient été vaccinés le 19 août 1865, plus M. X..., dont les accidents nous avaient mis sur la voie, et enfin l'indication de vingt-trois ouvriers de l'administration militaire (quai de Billy). Nous y relevâmes aussi l'adresse des deux enfants qui avaient fourni le vaccin. —La science y aura gagné un nouvel exemple qui servira à ouvrir les yeux à ceux qui seraient tentés de nier encore la réalité de la *syphilis vaccinale.*

Pour ne rien omettre de ce qui se rapporte à ce fait important, je dois ajouter que ce jour-là, 19 août, les vaccinations ne furent pas pratiquées par moi.

J'avais été pris à l'improviste et retenu par un devoir impérieux de ma profession auprès d'une femme qui était en danger.

Les inoculations furent faites par un employé de l'Académie qui, depuis de longues années, remplissait parfois le même office. J'ai regretté plus que personne qu'il en ait été ainsi.

Voici maintenant les observations. »

L'orateur commence par citer l'observation de M. Millard, telle qu'elle vient d'être rapportée ci-dessus; puis il arrive aux faits relatifs aux neuf enfants vaccinés dans la même séance, le 19 août.

Nous ne donnerons ici que le résumé de ces faits :

Obs. I. — Enfant de onze mois. — Six piqûres vaccinales (trois à chaque bras). — Vaccine d'abord ; — puis, cinq à six semaines plus tard, apparition, sur deux des cicatrices du bras droit et sur l'une de celles du bras gauche, de boutons qui s'agrandirent et se transformèrent en ulcères indurés, suivis du développement, dans les aisselles, de ganglions volumineux et indolents.

En résumé, trois chancres syphilitiques vaccinaux ; — accidents secondaires assez intenses; — état général des plus mauvais ; — traitement mercuriel ; — guérison.

Obs. II. — Fillette de vingt et un mois. — Inoculations vaccinales sur les bras, *demeurées stériles.* — Quatre à cinq semaines plus tard, apparition de chancres syphilitiques sur deux des points où les piqûres avaient été faites ; — adénopathie axillaire caractéristique. — Accidents secondaires sérieux. — Amélioration tout d'abord sous l'influence du traitement mercuriel; mais, au bout de quelques semaines, *méningite et mort.*

Obs. III. — Enfant de neuf mois. — Six piqûres sur les bras ; six pustules vaccinales régulières. — Puis, deux chancres syphilitiques vaccinaux sur le bras gauche ; adénopathie axillaire caractéristique. — Accidents secondaires de moyenne intensité. — Traitement mercuriel. — Guérison.

Obs. IV. — Fillette de huit mois. — Six piqûres sur les bras ; vaccine normale d'abord. — Puis, production de deux chancres syphilitiques vaccinaux sur le bras gauche, avec bubon axillaire correspondant. — Accidents secondaires assez intenses. — Traitement mercuriel. — Amélioration momentanée. — Un peu plus tard, *mort à la suite d'une angine de mauvaise nature.*

Obs. V. — Fillette de huit mois. — Six piqûres aux bras ; vaccine normale, d'abord. — Puis, deux chancres syphilitiques vaccinaux, un à chaque bras. — Adénopathie axillaire double. — Roséole. — Traitement spécifique. — Guérison.

Obs. VI. — Enfant chez lequel les inoculations de vaccin furent suivies d'abord de pustules normales. « Mais, dirent les parents, les boutons de vaccin ont suppuré longtemps; de plus, pendant un mois, éruption de taches rouges sur le corps. »

Lorsque l'enfant fut examiné le 14 novembre, il n'offrait rien d'anormal sur les bras, mais, il présentait un engorgement indolent des ganglions de la région cervicale postérieure et quelques taches cuivrées sur la peau. — Traitement mercuriel. — Guérison.

Obs. VII. — Enfant âgé de quatre ans. — Sur six piqûres aux bras, quatre seulement donnèrent naissance à des pustules vaccinales. — Trois semaines après l'inoculation, apparition d'un chancre syphilitique au niveau de l'une des deux piqûres qui n'avaient rien donné. — Adénopathie axillaire. — Roséole. — Traitement mercuriel. — Guérison.

Obs. VIII. — Enfant dont l'éruption vaccinale évolua normalement. — Puis, ulcérations nouvelles au niveau des piqûres. — Le corps de l'enfant se couvrit de taches jaunâtres (au dire de la mère); le dépérissement fut prompt, et l'*enfant mourut rapidement*. — *Aucun traitement spécifique n'avait été employé.*

Obs. IX. — Enfant de cinq mois. — Éruption vaccinale régulière, d'abord. — Puis, de petites plaies ulcéreuses se développèrent à la place des boutons de vaccin; bientôt après, apparition de taches rouges sur le corps. — L'enfant dépérit avec une rapidité extrême. — Deux mois après la vaccination, *il succombait* emporté par une diarrhée qui survint dans les derniers jours.

Aucun traitement spécifique n'avait été fait.

Ici nous laisserons de nouveau la parole à Depaul :

« Voici maintenant ce que j'ai pu savoir sur le sort des trente-trois ouvriers de l'administration militaire. A la suite de renseignements demandés à l'autorité compétente, il nous fut répondu, le 24 octobre 1865, par l'officier d'administration commandant la deuxième section, que tous les militaires vaccinés le 19 août, étant encore présents, avaient été visités par M. le Dr Bégui, chargé du service de santé, et que rien n'avait été constaté qui pût faire croire que le vaccin employé avait été nuisible.

J'étais rassuré de ce côté, et j'espérais qu'ils avaient échappé au danger, lorsque, le mois suivant, je reçus la lettre que voici de M. le Dr C. Londe :

« Cher maître,

« Je viens de recevoir dans mon service, au Val-de-Grâce, trois militaires dont le billet d'admission porte comme diagnostic : *Intoxication syphilitique déterminée par une vaccination opérée à l'Académie.* Vous serait-il agréable de voir ces malades? Si oui, dites votre jour et votre heure... Etc...

« Je n'ai pas besoin de dire que, dès le lendemain matin, j'étais à l'hôpital militaire, et là je fus mis en présence des trois hommes signalés.

« Tous les trois portaient sur les bras, à l'endroit des inoculations, des restes de *chancres indurés*; chez tous, le corps était couvert de taches syphilitiques des plus évidentes. — Les ganglions cervicaux et axillaires étaient indolents et engorgés.

« Aucun n'avait eu la syphilis avant la vaccination. Mais il était impossible de conserver le moindre doute sur la nature de l'affection dont ils étaient atteints.

« Ils furent soumis à un traitement mercuriel, et j'ai appris depuis qu'ils avaient complètement guéri. »

En même temps que je recherchais les enfants vaccinés, je voulus trouver aussi ceux sur lesquels on avait pris le vaccin et j'y parvins.

L'un, le nommé R..., demeurant rue Saint-C..., fut trouvé vivant et très bien portant. Sa mère se souvient parfaitement que le vaccin pris sur lui a servi à vacciner presque tous les militaires. Elle croit se rappeler qu'il a été employé concurremment avec celui de l'autre enfant pour inoculer un ou deux enfants.

L'autre vaccinifère, C..., âgé de huit mois, demeurant rue Z..., ne put être examiné. Il était mort le lendemain du jour où il avait fourni du vaccin à l'Académie. La mère déclare qu'il a été pris brusquement d'une diarrhée cholériforme à laquelle il a succombé. Voici les renseignements qu'elle me fournit en même temps.

Il était né dans un département du Midi et, jusqu'à quatre mois, il aurait été bien portant. — A cette époque, ses parents durent quitter la province pour venir à Paris. Il fut alors confié aux soins d'une nourrice du pays et mis sous la surveillance de quelques amis.

Mais, quelque temps après, la mère fut prévenue qu'elle ne pouvait plus laisser son enfant chez la femme qui le nourrissait et qu'elle devait le reprendre au plus tôt. On alléguait que la nourrice avait une mauvaise conduite ; on la supposait atteinte d'une affection suspecte. Elle partit immédiatement et alla chercher son enfant, qu'elle trouva en mauvais état. Il était couvert de taches et de boutons; il avait quelques ulcérations aux aines et aux parties génitales.

De retour à Paris et après quelques soins qui améliorèrent un peu la situation, elle le fit vacciner à l'Académie le 12 août 1865, et c'est le 19 qu'il fournit du vaccin.

Au dire de la mère et de l'employé, les pustules, qui s'étaient developpées très régulièrement, n'offraient aucun caractère qui pût les faire suspecter; et, quand on les ouvrit, on fit en sorte qu'il ne s'écoulât pas de sang.

C'est avec cet enfant qu'on vaccina les neuf enfants précédents, M. X..., et quelques militaires.

La mère avait de tels soupçons sur la santé de son enfant que ses premières paroles, quand elle reçut ma visite et celle de M. Lanoix, furent les suivantes : *Est-ce qu'il aurait donné du mal aux autres?* »

(Discussion sur la vaccination animale. Discours de Depaul. Séance de l'Académie impériale de médecine du 3 septembre 1867. — Bulletin de l'Académie impériale de médecine, 1866-67, t. XXXII, p. 1047 à 1057.) — P.

NOTE II

SYPHILIS VACCINALE. — DIX-NEUF PERSONNES (ADULTES) CONTAMINÉES PAR UN MÊME VACCIN.

« Dans la ville de K....., la variole régnait épidémiquement au commencement de l'année 1849. De nombreuses revaccinations furent opérées. Dix familles se firent revacciner, du 13 au 15 février 1849, d'après le conseil de leurs médecins.

Les membres de ces familles qui furent vaccinés ces jours-là tombèrent presque tous malades. — Après trois ou quatre semaines, apparurent simultanément, sur la place des piqûres, des ulcères qui avaient tout à fait le caractère syphilitique ; et, bientôt après, chez la plupart de ces divers sujets, se montrèrent aussi des manifestations secondaires de syphilis : angine, éruptions, céphalalgie. De fortes doses de mercure furent nécessaires pour amender ces symptômes constitutionnels.

Les personnes contaminées furent au nombre de *dix-neuf*. Leur âge oscillait entre onze et quarante ans, et la plupart d'entre elles offraient des garanties assez sûres de moralité.

La cause de la maladie simultanée et analogue d'un si grand nombre de personnes ressortait évidemment de la vaccination. Ainsi on trouva, à la place des piqûres, des *ulcères* très bien caractérisés, qui montraient manifestement la cause de l'infection; et pourtant le médecin-vétérinaire B..., qui avait fait ces inoculations, avait pris le vaccin sur un enfant fort et sain.

Ce dernier point fut surabondamment attesté par plusieurs témoins. Ainsi la femme qui apporta l'enfant, le 4 février, pour le faire vacciner le déclara parfaitement sain; aussi le vaccina-t-on sans examen ultérieur, le jour même. Puis, avant que le médecin choisît cet enfant pour vacciner les autres personnes, il eut soin de s'informer de sa santé et de celle de ses parents. Il obtint sur ceux-ci les renseignements les plus favorables. Quant à l'enfant, il le fit mettre tout nu, pour pouvoir découvrir la moindre lésion qui pût exister sur le corps; et même, au moment de recueillir du vaccin sur lui, le 13 février, il renouvela ses investigations, « afin, dit-il, de rechercher si l'insertion du virus-vaccin chez cet enfant n'aurait pas favorisé l'évolution de quelque principe morbide latent ». Ces assertions, il est vrai, ne furent pas confirmées par d'autres témoins; toutefois une personne digne de confiance assure qu'au moment de la revaccination l'enfant était encore sain, et que nulle trace d'exanthème n'existait sur son corps.

Cependant une éruption érythémateuse ne tarda pas à se montrer à la partie interne du pli inguinal, à la marge de l'anus et au visage.

Lorsque le Dr E... vit l'enfant, le 21 février, l'éruption offrait toutes les apparences d'une roséole syphilitique. — Le petit malade mourut hydrocéphale le 24 février.

Cet enfant, comme nous l'avons déjà dit, fut vacciné le 4 février. — Il paraît que l'éruption de la vaccine ne se fit pas régulièrement, car un témoin oculaire dit que le huitième jour il n'y avait encore aucune trace d'éruption. Cet état anormal fut également constaté par le médecin, qui l'attribua à la température et à l'humidité de la maison habitée par l'enfant.

Ce ne fut que le 13 février qu'il trouva les pustules propres à la vaccination; et même elles ne se développèrent que progressivement, ce qui lui permit de revacciner avec elles jusqu'aux 14 et 15 février.

En même temps que l'on vaccina, le 4 février, l'enfant précité, on en vaccina également plusieurs autres, sans que rien d'anormal se soit montré chez ces derniers. »

(*Medizinische Zeitung*, 3 avril 1850. — Trad. du Dr A. Viennois, *Arch. génér. de médecine*, juin 1860, p. 658.) — P.

NOTE III

ÉPIDÉMIE DE RIVALTA.

« Vers la fin de mai 1861, le chirurgien Coggiola pratiqua une vaccination avec du vaccin renfermé dans un tube qui lui avait été envoyé par le conservateur d'Acqui, M. Jvaldi. L'opération fut exécutée avec la lancette et ne présenta rien de particulier. L'enfant, nommé Chiabrera Giovanni, alors âgé de onze mois, était en parfaite santé et de constitution robuste.

Dix jours après, le 2 juin, on vaccine en une seule séance *quarante-six* enfants avec le liquide provenant des boutons du petit Chiabrera. Tous ces enfants étaient sains.

Dix jours plus tard, le 12 juin, *dix-sept* autres enfants (deuxième série) sont vaccinés avec le liquide provenant de l'un des quarante-six de la première série.

Le chiffre total des vaccinés s'élève donc à soixante-trois. Or, sur ce nombre, *quarante-cinq*, dit-on, ont été plus ou moins infectés de syphilis.

Chiabrera Giovanni, le premier vaccinifère, est encore vivant aujourd'hui; mais il est tombé dans un état de marasme très prononcé.

Le second vaccinifère, qui a fourni le vaccin aux dix-sept enfants de la deuxième série, est mort peu de temps après; on n'a pas pratiqué son autopsie, et la cause de sa mort est restée inconnue.

En résumé, *trente-huit enfants* sur les quarante-six de la première série, et *sept* sur les dix-sept de la deuxième série, ont présenté des traces d'infection syphilitique.

D'après les renseignements fournis par le Dr de Katt, médecin à Rivalta, l'infection s'est manifestée, en moyenne, le vingtième jour après l'insertion du vaccin; les limites extrêmes ont été dix jours et deux mois.

Chez quelques-uns des enfants contaminés, la pustule vaccinale, au moment où elle aurait dû se cicatriser, s'enflammait et s'entourait d'une auréole rouge, ou livide, ou cuivrée; en même temps elle s'étendait et recommençait à suppurer. — Chez d'autres, la cicatrisation était déjà achevée lorsqu'apparaissait une ulcération sur la cicatrice; cette ulcération se recouvrait de croûtes qui se renouvelaient incessamment. — Chez un certain nombre, enfin, l'ulcération des boutons de vaccine prenait d'emblée un mauvais aspect, et elle était suivie d'une éruption générale que le populaire qualifiait de petite vérole; mais la forme nosologique de cette éruption n'a pu être déterminée, parce que les médecins n'ont pas été consultés à temps.

Quelques semaines se passent, puis un bruit étrange se répand dans le pays : plusieurs des enfants vaccinés à Rivalta ont été infectés par l'opération. Bientôt l'accusation grandit en face des faits qui se multiplient. A la stupeur qu'avait causée la première nouvelle de ce malheur succède une légitime irritation, et les choses en viennent à ce point que le Dr Ponza accourt de lui-même à Acqui pour prendre conseil du congrès médical rassemblé dans cette ville.

Une commission est aussitôt nommée; elle se transporte à Rivalta, et, le 7 octobre dernier, elle procède à une enquête attentive. Le Dr Pacchiotti, rapporteur, a publié son rapport le 20 octobre, dans la *Gazetta dell' Associazione medica degli Stati Sardi*.

Au 7 octobre, *six enfants étaient morts sans traitement*, parce que la véritable nature de la maladie n'avait point été reconnue. — Depuis lors, on avait institué un traitement spécifique, et il n'y avait pas eu de nouveaux cas de mort; quatorze enfants étaient en voie de guérison; mais trois étaient encore en danger, parmi lesquels le petit Chiabrera, le premier vaccinifère. En fait, trente-neuf enfants étaient en traitement surveillé.

Mais, sur les quarante-cinq enfants infectés, vingt-deux étaient dispersés dans différentes communes, de sorte que l'examen de la Commission n'a porté que sur vingt-trois individus, dont les observations sont annexées au rapport de M. Pacchiotti.

Or, si nous groupons les renseignements que nous fournit le rapport sur chacun d'eux, nous voyons que la syphilis s'est révélée chez ces enfants par les symptômes suivants : pustules plates; tubercules muqueux à la région anale et sur les organes génitaux; ulcérations spécifiques des lèvres et de la gorge; pléiades ganglionnaires inguinales ou cervicales; tubercules cutanés, tumeurs gommeuses; chez deux enfants, marasme et cachexie.

Quelques-unes des mères qui nourrissaient les enfants infectés ont eu des pustules plates aux mamelles, quoiqu'elles fussent antérieurement parfaitement saines.

Enfin, le traitement institué par le Dr de Katt (frictions mercurielles, iodure de potassium dans du sirop de salsepareille) a notablement amendé les accidents chez la plupart des petits malades. »

(*Gazetta medica italiana*, trad. résumée par le Dr Jaccoud, dans la *Gazette hebdom. de méd. et de chir.*, 6 déc. 1861.)

D'autres renseignements, d'importance majeure, ont été produits sur cette célèbre épidémie de Rivalta par divers observateurs, notamment par le Dr Pacchiotti. Quelques-uns, tels que les suivants, sont essentiels à produire pour une exacte interprétation des faits.

I. — « ... Quelle est l'origine probable de cette terrible infection? Est-ce le vaccin contenu dans le tube expédié au Dr Coggiola, ou le petit Giovanni Chiabrera, le vaccinifère de la première série?... Le même vaccin qui avait été envoyé dans un tube au chirurgien de Rivalta avait été expédié, assure-t-on, dans d'autres tubes à d'autres praticiens de diverses localités, et *pas un accident n'a été remarqué ailleurs qu'à Rivalta.*

... Quant à l'enfant G. Chiabrera, sa santé était florissanté, sa constitution remarquablement belle. Rien dans ses antécédents, ni dans ceux de ses parents, rien sur son corps qui puisse autoriser le plus léger soupçon d'infection.

... Sa mère fut examinée par le Dr Martorelli, chargé de l'enquête officielle, le 27 septembre. On ne constata sur elle qu'une leucorrhée ordinaire et une légère érosion au col utérin, sans aucune trace ni apparence de syphilis... Elle présenta (mais plus tard, lors de l'examen de la Commission), sous le mamelon droit, une tache cuivrée, rouge livide, avec cicatrice dure et récente, et, sous le mamelon gauche, une ulcération de la largeur d'un centime, à bords rouges, à surface grise, recouverte d'une croûte retenant du pus. Les glandes axillaires étaient tuméfiées et denses... *La mère aurait donc reçu le mal plutôt qu'elle ne l'aurait donné* (Vous n'avez pas oublié, en effet, que c'est le 2 juin que son enfant fournit le vaccin aux quarante-six vaccinés de la première série). — Quant au père, on n'a pu retrouver sur lui aucun indice d'infection ancienne ou récente, et sa santé est fort bonne, etc., etc. »

Lettre du Dr L. Cerise à M. le Dr Am. Latour (*Union médicale*, 9 nov. 1861, p. 263).

II. — « ... Je ne vous avais pas dit un mot des cicatrices vaccinales de l'enfant Chiabrera. C'était un oubli, car nous les avions examinées. Un nouvel examen qui a été fait ces jours derniers par M. Martorelli, conservateur général du vaccin, me met à même de vous dire que ces cicatrices sont régulières, et que la vaccination, chez cet enfant, a parcouru tout entière son évolution régulièrement. Donc, sur ce point, plus de doutes.

Cet enfant a aujourd'hui une alopécie complète. — Il est maintenant un peu mieux, quant à l'état général.

Mais sa mère, qui avait déjà un ulcère au sein gauche, est atteinte *maintenant* (18 novembre 1861) de dix à douze tubercules plats aux grandes et aux petites lèvres de la vulve, avec un suintement séro-purulent. Or, le 7 octobre, il n'y avait absolument rien à la vulve de cette femme; je l'ai examinée devant cinq de mes collègues..... Cette femme a été mère de cinq enfants, dont deux sont forts et bien portants; maintenant un est malade (le vaccinifère Chiabrera); les deux autres sont morts du croup l'année passée.

Dans un dernier examen, qui a été fait le 7 novembre, on a trouvé des ulcères syphilitiques *sur le sein d'autres mères* qui n'en avaient point le 7 octobre..... En tout, *sept* mères infectées.

Un autre enfant syphilitique est mort..... Il y a donc *sept enfants morts* sur quarante-cinq qui reçurent la syphilis du petit Chiabrera.

Il est maintenant certain que, pendant la vaccination, du sang suintait des pustules de Chiabrera ; et même il y a deux enfants syphilitiques qui ont été vaccinés pendant que du sang coulait des pustules, et avec la lancette chargée de sang et d'humeur vaccinale. »

Dr J. Pacchiotti, *Lettre à M. le Dr Cerise* (V. *Union médicale*, 30 novembre 1861, p. 410).

III. — Enfin, jusqu'alors enveloppée de mystère, la véritable origine de l'infection se découvre, et l'enchaînement des faits peut être rétabli. Le trait de lumière nous arrive avec la lettre suivante du Dr Pacchiotti.

« ... Je vous écrivais le 8 février, à propos de la syphilis de l'enfant Chiabrera (le vaccinifère qui avait servi à vacciner les quarante-six enfants de la première série), qu'il était très difficile de découvrir la vérité sur l'origine de cette infection au milieu de tant de contradictions.....

« Aujourd'hui (29 mars 1862), je me hâte de vous annoncer que la source de la syphilis du petit Chiabrera est parfaitement connue, et je m'empresse de vous avouer que je me suis trompé quand j'ai avancé que probablement la syphilis lui avait été apportée par le vaccin contenu dans le tube d'Acqui.

« Voici, en effet, ce que je viens d'apprendre.

« Il y a à peu près un an et demi, dans le village de Rivalta, une jeune et jolie femme, nommée Liberate Davone, contracta la syphilis on ne sait guère comment. Elle dit qu'elle a été infectée par un enfant trouvé qui venait d'Acqui.

De quelque manière qu'elle ait été infectée, ce qu'il y a de bien positif, c'est qu'elle était syphilitique quelque temps avant la vaccination de Rivalta.

« Cette femme était mère d'un enfant qu'elle nourrissait et qui mourut trois mois après sa naissance on ne sait pas de quelle maladie ; quelques-uns disent qu'il était syphilitique, d'autres qu'il est mort suffoqué dans son berceau.

« Après la mort de son enfant, dans l'extrême besoin d'un nourrisson, elle demanda à la mère de Chiabrera de lui confier le sien. Celle-ci non-seulement le lui céda, mais aussi elle prit la place de l'enfant pour dégorger le sein de Liberate.

« La femme Liberate, après la perte de son enfant, alla demeurer chez sa sœur Marie, qui a aussi une petite fille à la mamelle. La première (la femme Liberate), en l'absence de sa sœur, nourrit sa petite nièce et l'infecta si bien qu'au bout d'un certain temps cette fillette contamina elle-même sa mère.

« Or le petit Chiabrera a dû être infecté par cette même nourrice, à savoir la femme Liberate.

« Tout ceci arrivait deux ou trois mois avant la vaccination de Chiabrera.

« Il n'y a pas le moindre doute que la femme Liberate, sa sœur Marie et l'enfant de cette femme soient syphilitiques depuis un an ou un an et demi. D'abord, je le tiens d'un médecin d'Acqui, qui les a soignées. Puis, notre professeur Sperino, inspecteur en chef de l'hygiène publique, les a trouvées dernièrement à Rivalta avec des accidents syphilitiques, et même il a vu Marie avec des douleurs ostéocopes. Elles sont maintenant à Turin, traitées dans l'hôpital des vénériens (*Sifilicomio*).

« Voilà donc assez bien démontrée, il me semble, l'origine de la syphilis du premier vaccinifère. Il n'avait pas reçu le virus par la lancette si longtemps suspectée de l'excellent M. Coggiola ; il ne l'avait pas reçue par le vaccin renfermé dans les tubes envoyés par M. le Dr Jvaldi ; il n'avait pas non plus une syphilis héréditaire ; il a eu une *syphilis acquise par l'allaitement*, et il était probablement dans la période de la syphilis secondaire quand il a été vacciné et quand il a servi pour vacciner les autres.

« Cette découverte est importante, car elle explique comment cet enfant eut une *vaccine régulière*, que nous avons constatée sur des cicatrices normales, et pourquoi la science hésitait à s'arrêter à l'idée d'une syphilis héréditaire sur un enfant de onze mois, né d'un père sain et d'une mère qui a été infectée plus tard par son nourrisson. »

Dr Pacchiotti, *Lettre à M. le Dr Cerise* (*Union médicale*, 3 avril 1862, p. 20).

Au total, donc, il résulte en toute vraisemblance de cet ensemble de renseignements :

1° Que l'enfant Chiabrera est né sain de parents sains;

2° Qu'il a dû être infecté, suivant toutes probabilités, par une nourrice manifestement syphilitique, laquelle a également transmis l'infection à un autre enfant;

3° Qu'en conséquence il se trouvait en plein état de syphilis lorsqu'il fut vacciné et qu'il servit de vaccinifère, quelques jours plus tard, pour d'autres enfants.

Dans ces conditions, tout devient clair, et l'on s'explique très naturellement ces deux faits, vraiment inconcevables jusqu'à la dernière communication du Dr Pacchiotti, à savoir :

1° Que les divers sujets inoculés avec le même vaccin que l'enfant Chiabrera n'aient pas été contaminés de syphilis; et cela, pour la très simple raison que l'enfant Chiabrera n'a pas été contaminé par le vaccin;

2° Que les divers sujets inoculés avec le vaccin de l'enfant Chiabrera aient pu être contaminés par ce vaccin, puisque ce vaccin était celui d'un sujet infecté de syphilis.

P.

NOTE IV

SYPHILIS VACCINALE D'ALGER.

Nous manquons de renseignements circonstanciés et suffisants sur l'épidémie de syphilis vaccinale dont furent victimes, paraît-il, en 1880, *cinquante-huit* soldats du 4e régiment de zouaves, en garnison à Alger.

Voici le peu que nous en savons, d'après une note adressée par M. le Dr A. Desjardins (de Nice) à M. de Fonvielle, rédacteur en chef de l'*Akbhar*.

« Le 30 décembre 1880, les militaires non vaccinés de la garnison d'Alger furent conduits à l'hôpital du Dey pour y être vaccinés.

« Deux médecins militaires opéraient.

« Le vaccin était fourni par deux enfants, âgés de moins de deux mois, offrant les caractères d'une excellente santé. La vaccination de l'un des détachements suivit une marche régulière, et il n'en résulta aucun accident.

« Tout au contraire, cinquante-huit soldats, opérés avec le vaccin fourni par l'enfant d'une femme espagnole, présentèrent, au bout de trois ou quatre semaines, les caractères d'une affection identique impossible à méconnaître, ceux d'une affection *syphilitique*.

« Les plaies des bras avaient pris un caractère inquiétant. Sur l'emplacement des boutons de vaccine il s'était développé des ulcérations qui forcèrent à admettre à l'hôpital du Dey, au bout de deux mois et demi, les trente-deux Algériens et les vingt-six Français composant ce détachement de zouaves.

« Au bout d'un mois, le plus grand nombre des hommes malades purent sortir de l'hôpital. Six seulement y restèrent. Mais les autres ne tardèrent pas à y rentrer, à la suite d'accidents spécifiques plus ou moins graves.

« Comme conclusion, dit en terminant le Dr Desjardins, nous demandons qu'autant que possible, pour la vaccination, il soit prescrit de se servir de cow-pox, pris sur la génisse même, et, le moins possible, de vaccin humain. » (V. *Journal d'hygiène*, 1881, p. 399.) — P.

NOTE V

ÉPIDÉMIE DE SYPHILIS VACCINALE DE TORRE DE BUSI.
VINGT-TROIS SUJETS INFECTÉS. — QUATRE MORTS.

(D'après le rapport du Dr Adelasio, vice-conservateur du vaccin à Bergame.)

Le 15 mai 1862, M. Quarenghi, médecin à Torre de Busi, près de Bergame, inocula six enfants avec le vaccin d'une fillette nommée Girolama Carenini, née de parents réputés sains et paraissant elle-même jouir d'une excellente santé.

L'évolution de la vaccine fut régulière chez tous ces enfants. Mais chez *cinq* d'entre eux, alors que les croûtes des pustules étaient tombées, laissant à découvert les cicatrices vaccinales, ces cicatrices s'ulcérèrent à nouveau. Ultérieurement, il apparut chez ces cinq enfants des symptômes indéniables de syphilis, témoignant que ces ulcères tardifs des bras n'avaient été autre chose que des chancres syphilitiques vaccinaux.

Le nombre des victimes ne se borna pas malheureusement à ce chiffre de cinq. Chacun de ces enfants devint en effet la source de plusieurs cas « de contagion par ricochet ». Voici d'ailleurs le résumé des faits.

L'enfant Girolama Carenini sert, le 15 mai 1862, de vaccinifère pour six enfants, dont *cinq* reçoivent d'elle la syphilis. Nous allons rapporter d'une façon toute sommaire les accidents observés sur chacun d'eux.

I. — *Lozza* (*Catherine*), âgée de cinq mois. — Chancre syphilitique vaccinal. — Accidents secondaires. — Marasme progressif. — *Mort*, en février 1863.

Cette fillette, à son tour, infecta :

1° Sa mère, qui était en même temps sa nourrice (chancre du sein);

2° Sa sœur, jeune fille de vingt ans, et cela par l'intermédiaire d'une cuiller à bouche commune (chancre des lèvres probablement);

3° Une tante, qui, venant d'accoucher et ayant trop de lait, lui donna accidentellement le sein (chancre du sein).

Cette dernière femme, à son tour, infecta :

1° Son enfant nouveau-né (chancre de la bouche), qui *mourut bientôt des suites de sa syphilis;*

2° Un de ses neveux, également nouveau-né, à qui elle donna par hasard le sein (chancre de la langue).

Ce dernier enfant infecta lui-même ultérieurement sa mère (chancres du sein).

Total : *six victimes*, du seul fait de la petite Catherine Lozza.

II. — *Meoli* (*Dominique*), âgé de cinq mois. — Chancres syphilitiques vaccinaux. — Accidents secondaires.

Cet enfant infecta sa mère, qui était en même temps sa nourrice (chancres du sein).

Cette femme infecta à son tour son mari (chancres du pénis).

Total : *deux victimes*, du fait de Meoli (Dominique).

III. — *Mazzoleni* (*Mathieu*), âgé de huit mois. — Chancres syphilitiques vaccinaux. — Accidents secondaires. — Diarrhée ; marasme. — *Mort* le 2 décembre 1862.

Comme dans le cas précédent, cet enfant infecta sa mère qui l'allaitait (chancres du sein).

De plus, cette femme infecta son mari (chancres du pénis).

Total : *deux victimes*, du fait de Mazzoleni (Mathieu).

IV. — *Lozza* (*Rose*), âgée de deux mois. — Chancres syphilitiques vaccinaux. — Accidents secondaires. — Marasme; diarrhée. — *Mort*, le 1er mars 1863.

Cette fillette infecta sa mère et son petit frère, âgé de

quatre ans ; — ce dernier, par l'intermédiaire d'une cuiller commune (chancres de la bouche).

Sa mère infecta son mari (chancres du pénis).

Total : *trois victimes*, du fait de Lozza (Rose).

V. — *Valsecchi* (*Joseph*), âgé de cinq mois. — Chancres syphilitiques vaccinaux. — Accidents secondaires.

Cet enfant infecta d'abord sa nourrice (chancres du sein) ; — puis le fils de cette femme, par l'intermédiaire d'objets de cuisine employés en commun ; — puis, en octobre de la même année, sa mère qui, venant d'accoucher d'un nouvel enfant, donnait le sein à son premier-né pour favoriser la sécrétion du lait.

Cette femme, à son tour, infecta l'enfant qu'elle venait de mettre au monde (chancres de la bouche) ; — puis son mari.

Total : *cinq victimes*, du fait de Valsecchi (Joseph).

VI. — La sixième vaccinée, *Molteni* (*Marianne*), âgée de quatre mois, resta indemne.

Au total, donc, *cinq* contaminations directes et *dix-huit* contaminations par ricochet, c'est-à-dire *vingt-trois victimes*, parmi lesquelles on compta *quatre morts*.

Voici, d'autre part, quelques détails complémentaires sur ces faits.

Les mères, qui firent vacciner leurs enfants le 15 mai, affirmèrent que la vaccinifère Girolama Carenini, quoique potelée et d'une bonne carnation, présentait çà et là une *éruption* se rapprochant par sa forme de la varicelle. — Plus tard, lorsqu'on examina l'enfant au moment de l'enquête, on ne trouva rien de suspect sur son corps. Les cicatrices vaccinales étaient des plus régulières.

Le premier symptôme de l'infection fut l'apparition chez cinq des vaccinés, vers le trentième jour après la vaccination, d'autant d'ulcères indurés qu'il y avait eu de piqûres faites par la lancette du vaccinateur. Ce fut devant la persistance de ces ulcérations, *dont la guérison, abandonnée à elle-même, n'arriva que deux, trois et quatre mois après*, que les mères comprirent enfin que quelque chose d'insolite se passait là, sans se douter toutefois de la nature de ces lésions.

Le véritable diagnostic ne semble avoir été fait que neuf mois environ après la date de l'infection, lors de l'enquête du Dr Adelasio, en mars 1863, époque où fut institué le traitement et alors que dix-huit personnes (adultes et nouveau-nés) avaient été contagionnées « par ricochet », et que l'on comptait déjà quatre morts.

Une deuxième séance de vaccination avait eu lieu le 23 mai 1862. Avec le vaccin d'un des cinq enfants qui présentèrent des chancres syphilitiques vaccinaux par la suite (Valsecchi Joseph) on avait inoculé cinq autres enfants. Or, l'observation rapporte que l'inoculation prit chez tous et ne fut suivie d'aucun accident.

(D'après le rapport de M. le Dr Adelasio au conseil de santé de Bergame, en mars 1863. — Communication orale faite au congrès médical de Lyon, le 30 septembre 1864, par le Dr Alexandre Viennois. — *Bulletin de l'Académie impériale de médecine*, Paris, 1864-1865, t. 30, p. 20.) — P.

NOTE VI

DEUX FAITS DE SYPHILIS VACCINALE
PAR LE Dr CERIOLI.

Premier fait. — En 1821, une petite fille de trois mois, Martha, enfant trouvé, fut vaccinée dans l'intention de faire servir son vaccin à toute une commune. Un enfant de Sospiro, nommé Général, fournit pour elle le liquide vaccinal. Ce dernier enfant fut toujours bien portant.

Martha parut saine, et son vaccin fut très régulier. Un médecin vaccinateur des environs s'en servit pour quarante-six enfants, sur lesquels six eurent une éruption vaccinale très régulière. (Ces six enfants servirent à en revacciner cent autres qui n'ont jamais présenté le moindre symptôme de syphilis.)

Chez presque tous les autres enfants (inoculés avec le vaccin de la petite Martha), des ulcères recouverts de croûtes permanentes ou des ulcères indurés se montrèrent à la place des piqûres. Ces accidents arrivaient lorsque les croûtes vaccinales étaient tombées. Plus tard survinrent des ulcères de la bouche et des parties sexuelles, des éruptions croûteuses sur le cuir chevelu, des taches cuivrées, des ophthalmies; le système glandulaire et le système osseux ne furent pas épargnés.

Ces accidents se communiquèrent aux nourrices et aux mères de ces enfants. Ils consistaient en ulcères. — Ils furent si généraux que le médecin vaccinateur précédemment cité se crut obligé de faire un rapport à la commission sanitaire, qui à son tour nomma une commission dont le secrétaire fut M. Cerioli. La commission, ayant reconnu pour syphilitiques les accidents présentés par les enfants et leurs nourrices, fit admettre enfants et nourrices à l'hôpital. On les traita par le bichlorure de mercure à l'intérieur et les frictions mercurielles.

Dix-neuf enfants moururent. Les autres se rétablirent plus ou moins vite, en gardant une grande faiblesse des membres inférieurs.

Les femmes infectées par l'allaitement et traitées par le mercure se rétablirent toutes. Une seule mourut, à la suite d'une fausse couche, au septième mois de sa grossesse. Une autre eut aussi une fausse couche au cinquième mois, mais elle finit par se rétablir.

Deuxième fait (connu sous le nom d'*Épidémie de Crémone*). — En 1841, le docteur Bellani, médecin vaccinateur de Grumello, province de Crémone, envoya à Befutrofio un enfant, P. C.., nouvellement vacciné, afin de le faire servir à la vaccination de l'arrondissement. Avec le vaccin de cet enfant, qui portait sept belles pustules vaccinales, pleines d'un liquide limpide, on vaccina soixante-quatre enfants, appartenant à quatre communes.

La nouvelle s'étant répandue que différents accidents s'étaient produits chez les vaccinés et les personnes de leur entourage, M. le Dr Taffani fut chargé d'examiner ces enfants. Chez les uns, les pustules vaccinales avaient laissé des cicatrices blanches, entourées d'une aréole sombre et livide; chez d'autres, les cicatrices étaient encore rouges, consistantes, avec une aréole d'un jaune livide ou avec des contours irréguliers; chez d'autres enfin, ces cicatrices furent trouvées ulcérées. Ces ulcères avaient un fond rouge, inégal, et des bords durs; la croûte qui les recouvrait était tombée depuis peu.

Ce ne furent point là les seules anomalies que présentèrent les enfants inoculés avec le liquide vaccinal du vaccinifère P. C.... Il apparut, en effet, chez la plupart d'entre eux, sur divers points du corps, principalement aux parties génitales, au pourtour de l'anus et dans la bouche, des ulcères à fond irrégulier, puis, sur le corps, des taches de couleur cuivrée.

Les mères et les nourrices ne furent pas épargnées.

Les accidents furent d'autant plus intenses que la nature en fut d'abord méconnue et que la maladie put se développer à l'aise, en l'absence du traitement spécifique.

Dès qu'elle eut été reconnue, le traitement mercuriel fut administré à toutes les victimes de cette vaccination funeste.

Sur les soixante-quatre enfants inoculés avec le vaccin du vaccinifère P. C..., *huit succombèrent. Deux* des femmes contaminées par ricochet *succombèrent également.*

Le vaccinifère P. C... paraissait sain, bien nourri et bien développé au moment de l'inoculation. Visité seulement au mois de juin 1842, il portait alors sur le visage et sur les bras une éruption non accompagnée de fièvre, consistant « en de nombreuses vésicules, entourées d'une aréole rouge aplatie, et entremêlées de papules rouges acuminées ». — Au mois de juillet, nouvelle éruption papulo-croûteuse. — Atteint quelques mois plus tard de dysenterie, cet enfant mourait, le 2 décembre 1842, avec des symptômes d'hydropisie.

On apprit que son père avait, en 1840, contracté la syphilis hors du lit conjugal.

M. le Dr Lepileur a donné un exposé sommaire et une appréciation de ces deux faits dans la *Revue médicale* de 1845, t. III, p. 51.

Nous les avons relatés d'après le travail de M. le Dr Alexandre Viennois sur la transmission de la syphilis par la vaccination, *Archives générales de médecine*, 1860, t. XVI, p. 45 à 47. — P.

NOTE VII

ÉPIDÉMIE DE LUPARA.

Vingt-trois enfants contaminés. — Nombreuses contagions de ricochet sur nourrices, mères, maris. — Onze enfants contaminés par le vaccin d'un des enfants précédents. — Onze nourrices infectées. — Nombreuses contagions de ricochet sur nourrissons, mères, etc.

Les deux observations suivantes sont dues à M. le docteur Marone (de Lupara).

Premier fait. — A la fin d'octobre 1856, M. Marone fit venir de Campobasso du vaccin en tubes ; ce vaccin était transparent, mais mêlé à un peu de sang.

Un grand nombre d'enfants furent inoculés avec ledit vaccin, et, parmi eux, *vingt-trois furent atteints de syphilis.* Tous ces enfants, dont l'âge variait de cinq à dix mois, ainsi que leurs parents, étaient sains au moment de la vaccination.

L'éruption vaccinale se fit régulièrement jusqu'à la période de dessiccation.

A ce moment, chez les uns, on vit la croûte desséchée se ramollir, puis tomber, laissant à découvert une ulcération à base indurée ; chez d'autres, la croûte desséchée restait adhérente plus que d'habitude et finissait cependant par tomber. Au bout de quelques jours, la cicatrice s'ouvrait, et une plaie ayant tous les caractères du *chancre induré* se produisait, pour durer un mois, un mois et demi.

Chez tous, il y eut aux aisselles des ganglions engorgés, indolents, qui ne suppurèrent pas.

Chez tous aussi, on vit apparaître, vers le milieu de janvier, les accidents généraux de la syphilis : roséole; papules; pemphigus; plaques muqueuses aux lèvres, à la bouche, à l'anus et aux parties génitales; engorgement des ganglions inguinaux et cervicaux; etc., etc.

Les nourrices de ces enfants furent infectées à leur tour (chancres indurés aux seins). Après cinq à huit semaines, elles présentèrent des phénomènes généraux, tels que : roséole, psoriasis, impétigo, plaques muqueuses, etc.

Enfin, un certain nombre des mères de ces enfants furent infectées également par eux et contaminèrent leurs maris.

M. Marone a su depuis que le vaccin envoyé de Campobasso avait été fourni par une petite fille qui mourut, quelque temps après sa vaccination, d'une affection éruptive dont le caractère, toutefois, n'a pas été déterminé.

Deuxième fait. — Filomena Littorti, une des vingt-trois victimes de cette vaccination, servit, quelques jours plus tard, de vaccinifère. *Onze nouveaux enfants furent contaminés.* Comme dans les autres cas, accident primitif caractéristique, d'abord, puis phénomènes consécutifs classiques.

Plusieurs mères furent, cette fois encore, infectées par ces enfants et infectèrent elles-mêmes d'autres personnes.

La maladie ayant été tardivement reconnue, et par suite le traitement spécifique tardivement institué, *plusieurs enfants succombèrent.*

Onze nourrices infectées par les enfants vaccinés infectèrent à leur tour d'autres enfants non vaccinés, à qui elles donnèrent accidentellement le sein.

Plusieurs des femmes contaminées étant devenues enceintes accouchèrent à terme ou avant terme d'enfants morts ou d'enfants vivants, *portant toujours des traces de syphilis congénitale.*

M. Marone ajoute qu'avant 1856 il n'avait pas observé de cas de syphilis chez les paysans de Lupara.

Ces deux observations ont paru dans le journal *l'Imparziale* de Florence (n° 5, 1862). Elles sont citées par Depaul dans sa communication à l'Académie de médecine (séance du 31 janvier 1865). — V. *Discussion sur la syphilis vaccinale, Bulletin de l'Acad. impér. de médecine* 1864-65, t. XXX, p. 353 à 355.

C'est à la communication de Depaul que nous les avons empruntées. — P.

NOTE VIII

ÉPIDÉMIE DE SYPHILIS VACCINALE DANS LE DÉPARTEMENT DU LOT.

Treize enfants contaminés. — Deux cas de contamination par ricochet.

Ces détails sont empruntés par Depaul au double rapport des Drs Clary et Guary, tous deux témoins de ces faits malheureux qui, lors du discours de Depaul, étaient encore inédits. — En voici le résumé.

Le 29 février 1867, le sous-préfet de Figeac informait le préfet du Lot qu'à la suite d'inoculations vaccinales pratiquées dans son arrondissement, « des manifestations syphilitiques s'étaient déclarées sur un grand nombre d'enfants, et aussi sur des nourrices ». Sans perdre un instant, le préfet chargea MM. Clary et Guary de faire une enquête. Cette enquête révéla ce qui va suivre.

Au mois d'août 1866, M. Lafaye, officier de santé à Cardeillac, vaccina un petit garçon, du nom de Mas, *avec un vaccin pur*, suivant toute vraisemblance.

Ce fut cet enfant, âgé de trois mois, paraissant sain et dont l'éruption vaccinale fut normale, qui fournit le vaccin, le 19 et le 20 août, pour l'inoculation de vingt-deux autres enfants.

L'éruption vaccinale ne fut pas régulière sur plusieurs de ceux-ci. Un grand nombre de boutons mirent près de deux mois à guérir. Bientôt après, des symptômes alarmants se montrèrent sur diverses parties du corps. Les mères et les nourrices effrayées demandèrent des conseils médicaux. Malgré la thérapeutique mise en usage (pilules de proto-iodure de mercure et solution d'iodure de potassium), peut-être aussi parce que le traitement ne fut pas rigoureusement suivi, les progrès du mal continuèrent, et des plaintes furent portées à l'autorité.

Le 2 mars 1867, MM. Clary et Guary se transportèrent à Cardeillac. Ils visitèrent le vaccinifère (Georges Mas), qu'ils trouvèrent bien portant, et qui resta bien portant dans la suite. Ils notèrent cependant que c'était un enfant naturel et que, s'il fut choisi comme vaccinifère, c'est parce que sa mère, assistée temporairement, ne pouvait se refuser à laisser prendre du vaccin sur lui.

Ces deux médecins se rendirent ensuite auprès des enfants vaccinés. Ils en trouvèrent *treize* qui présentaient des accidents syphilitiques.

En résumé, sur vingt-deux individus inoculés avec le vaccin pris sur le jeune Mas, *treize ont été contaminés* et neuf ne paraissent pas avoir été infectés. — Il n'y a pas eu de cas de mort.

A signaler, en outre, deux contaminations « par ricochet », à savoir :

Un des enfants infectés transmit la syphilis à sa mère qui l'allaitait (chancre du sein) ; — un autre contagionna sa nourrice (chancre du sein, également).

Les accidents que, d'après le rapport du Dr Guary, présentait la mère du jeune Mas lors de l'enquête, peuvent être, malgré l'avis contraire de ce médecin, considérés tout au moins comme suspects (leucorrhée, ulcération rougeâtre du col de la matrice, érosions au niveau des petites lèvres).

V. Depaul, communication à l'Académie de médecine, dans la séance du 3 septembre 1867 (*Bulletin de l'Acad. impér. de médecine*, 1866-67, t. XXXII, p. 1039 à 1043). — P.

NOTE IX

ÉPIDÉMIE D'AURAY.

Quarante-quatre enfants contaminés.

L'attention de l'Académie de médecine avait d'abord été appelée sur les faits qui vont suivre par une importante communication des Drs Closmadeuc et Denis (d'Auray).

Ces médecins avaient, les premiers, reconnu la nature syphilitique des accidents que présentèrent, plusieurs semaines après leur vaccination, un grand nombre d'enfants vaccinés par une sage-femme du pays (*Bulletin de l'Acad. impér. de médecine*, 1866, t. XXXI, p. 888).

L'Académie avertit aussitôt le ministre, sur l'invitation duquel elle ouvrit une enquête. Le soin de diriger cette enquête fut confié à MM. Depaul et Roger, qui allèrent étudier les faits sur place.

Voici le résumé du rapport de Depaul sur cette épidémie, rapport lu devant l'Académie de médecine, dans la séance du 13 novembre 1866.

Une sage-femme de Granchamps, nommée Françoise Lemouel, reçoit de la préfecture de Vannes du vaccin en plaques, avec lequel elle vaccine, le 21 mai 1866, deux enfants, à savoir : Mahé, âgé de quinze mois, et Jean Marie Norcy, âgé de dix mois.

Le premier de ces enfants aurait été très malade pendant les cinq semaines qui suivirent la vaccination, et les pustules auraient suppuré pendant sept semaines. Quand

M. Depaul le vit, le 19 août, il paraissait bien portant.

Le second parut également bien portant à cette même date. Il était gros et gras. Mais, d'après le dire de ses parents, il aurait été très malade des suites de son vaccin pendant au moins cinq semaines; les pustules auraient suppuré pendant tout ce temps. — Une éruption, désignée sous le nom de rougeole, aurait apparu trois semaines après la vaccination.

Aucune médication spécifique n'avait été employée chez ces enfants.

C'est avec du vaccin pris sur le second, à la fin du septième jour, que la sage-femme de Granchamps inocula la nommée Marie Françoise Rosnaro.

Lorsque Depaul visita cette fillette, le 20 août, il la trouva dans l'état suivant :

« Elle présentait sur chaque bras six cicatrices vaccinales parfaitement normales quant à l'étendue et à la coloration. — Aucune trace d'adénopathie axillaire ou cervicale; aucune éruption sur la peau. — En un mot, cette enfant nous paraît parfaitement saine, et son état général est excellent. » — On ne trouva non plus, chez ses père et mère, aucune trace de syphilis.

C'est cette fillette qui fut choisie par la sage-femme pour l'accompagner dans une tournée où elle devait servir à de nombreuses vaccinations. La sage-femme en fit, dit-elle, plus de quatre-vingts dans les journées des 3, 4 et 5 juin, et cela dans les différentes communes qu'elle parcourut.

« Guidés par nos confrères d'Auray, raconte Depaul, nous avons retrouvé quarante-deux de ces enfants vaccinés, et nous les avons examinés avec le plus grand soin, après les avoir mis complètement nus, de manière à pouvoir observer toute la surface de leur corps. »

Sur ces quarante-deux enfants, *onze seulement étaient sains en apparence.*

Les trente et un autres présentaient des symptômes spécifiques manifestes, tels que : éruptions cutanées (syphilides érythémateuses, papuleuses, etc.,); plaques muqueuses buccales et génito-anales; adénopathies multiples; état général plus ou moins grave (pâleur, dépérissement, cachexie, diarrhée), etc.

Les renseignements fournis par les parents de ces enfants concordaient en outre sur ce point, à savoir :

Que les premiers accidents, chez tous ces petits malades, avaient été des *boutons croûteux* et des *ulcérations développées, quelque temps après la vaccination, sur les points mêmes des piqûres.*

Tous ces enfants, lorsque Depaul les examina, portaient encore plusieurs cicatrices vaccinales très nettement *indurées* et une *adénopathie* caractéristique dans l'aisselle correspondant au bras où siégeaient ces cicatrices indurées.

D'autre part, avant l'arrivée de MM. Depaul et Roger, M. le Dr Denis avait observé sur plusieurs des onze enfants retrouvés sains en apparence, des ulcérations indurées, plus ou moins larges, à fond grisâtre, développées sous les croûtes des boutons de vaccin, accompagnées d'adénopathie axillaire, et suivies, dans plusieurs cas, d'éruptions pathognomoniques.

Huit jours après cette vaccination générale, le 12 juin, la sage-femme entreprit une nouvelle tournée avec deux enfants de la première série, qui tous deux devaient être retrouvés plus tard syphilitiques, et qui lui servirent de vaccinifères pour un grand nombre d'autres enfants. « Il nous a été impossible, dit Depaul, d'en connaître exactement le chiffre, qui toutefois paraît avoir été moins considérable que le précédent. Quant à nous, nous n'avons pu retrouver que dix-sept enfants appartenant à cette seconde série. »

Or, sur ces dix-sept enfants, *quatorze* étaient atteints de syphilis (lors de l'examen de Depaul, le 21 août), et de syphilis bien et dûment d'origine vaccinale (cicatrices vaccinales encore indurées, quelques-unes même encore croûteuses, et bubons axillaires).

Citons enfin, en terminant, ces deux conclusions du rapport de Depaul :

« Il est impossible d'expliquer la contamination de ces enfants autrement que par la vaccination, et ce sont bien des cas de syphilis vaccinale que nous avons eus sous les yeux. — Relativement à l'origine du vaccin syphilitique, il est très probable que c'est dans le liquide vaccinal envoyé par la préfecture de Vannes qu'il faut la placer. » (*Bulletin de l'Acad. impér. de médecine*, 1866-67, t. XXXII, p. 202 à 224.)

Voici, en outre, ce que le Dr Henri Roger dit à propos de cette épidémie dans son remarquable ouvrage ayant pour titre : *Recherches cliniques sur les maladies de l'enfance* (Paris, Asselin, 1883, t. II, chapitre relatif à la syphilis vaccinale, p. 138 et 139) :

« M. Depaul, plus réservé sur la question d'origine, n'a donné que comme *probable* la syphilisation par le vaccin en plaques envoyé de la préfecture de Vannes. Mais la méconnaissance du vaccinifère syphilitique ne saurait impliquer la négation de la syphilis vaccinale, pas plus que, lorsqu'un enfant manifestement vérolé est apporté à notre consultation, l'ignorance où nous pouvons rester de la cause ne diminue en rien la certitude du diagnostic.

« Moi-même, témoin des faits rapportés par mon éminent collègue, j'ai dû signer ses conclusions, et aujourd'hui, après huit années, je les signe encore dans ce livre. » — P.

NOTE X

DEUX CAS DE CONTAMINATION SYPHILITIQUE PAR UN VACCIN SYPHILITIQUE.

Premier cas. — Le 4 mai 1858, le nommé P... (Pierre), âgé de vingt-cinq ans, d'une bonne constitution, soldat au 1er régiment d'infanterie de marine, fut soumis, comme tous ses camarades, aux revaccinations prescrites par le règlement. Trois piqûres lui furent faites à chaque bras au moyen de la lancette.

Le virus vaccinal avait été fourni par de bonnes pustules prises sur le bras d'un autre militaire qui avait eu, trois mois auparavant, un chancre induré à la verge, pour lequel il avait subi un traitement complet à l'hôpital de la marine. Cette particularité, bien entendu, était ignorée alors de M. Lecoq, qui n'en a été informé que plus tard.

Huit jours après l'inoculation, on remarque que l'évolution des pustules vaccinales a complètement avorté; seulement une des piqûres conserve une légère irritation. Cette piqûre présente à son centre un petit point noir entouré d'un cercle rouge assez prononcé, déterminant un peu de chaleur et de démangeaison. Peu à peu l'inflammation gagne en étendue, et la lésion s'accroît.

Une ulcération apparaît au bout de quelques jours; légère d'abord, elle s'étend, se creuse, et produit alors une assez vive douleur.

Cette ulcération, loin de marcher vers une cicatrisation régulière, s'agrandit chaque jour; ses bords sont taillés à pic ; elle présente une coloration violacée ; elle se recouvre du soir au lendemain d'une croûte brune emprisonnant un pus ichoreux et sanguinolent de mauvaise nature ; la base en est manifestement indurée. — Les ganglions axillaires du même côté s'engorgent.

Enfin la lésion atteint promptement les dimensions d'une pièce de deux francs, et comprend toute l'épaisseur du derme.

Cette plaie fut plus d'un mois à se cicatriser.

A la suite de ce premier accident purement local de la vaccine, on vit survenir chez le malade quelques troubles généraux caractérisés par un état dyspeptique, une faiblesse générale, de l'abattement avec diminution de l'énergie morale habituelle.

Il y avait à peine quelques jours que ce militaire avait repris son service, quand il revint de nouveau à l'infirmerie, portant sur le corps une abondante éruption constituée par un mélange de prurigo, de lichen et de pustules d'acné. — Traitée par les bains alcalins et les dépuratifs, l'éruption fut assez heureusement modifiée, et le malade put sortir de l'hôpital.

Mais, peu de jours après, il venait encore consulter pour une nouvelle éruption, celle-ci présentant des caractères beaucoup plus sérieux.

Le 8 novembre, on dut le diriger pour la seconde fois sur l'hôpital de la marine, où il fut placé dans le service de M. Fonssagrives, médecin en chef.

A son arrivée on constatait, disséminées sur tout le corps, mais plus particulièrement sur le dos et à la face externe des bras, de nombreuses plaques de psoriasis, ayant presque toutes une teinte cuivrée caractéristique. — Il y avait dans les cheveux des croûtes d'impétigo, avec engorgement prononcé des ganglions cervicaux, puis un peu de rougeur au pharynx. — L'état général était alors assez satisfaisant.

Il y avait à cette époque six mois que ce militaire avait été vacciné. — M. Fonssagrives confirma le diagnostic de syphilis porté par M. Lecoq.

Guérison du malade sous l'influence du traitement spécifique longtemps continué.

Second cas. — Le nommé P... (Désiré), âgé de vingt-cinq ans, d'une santé habituelle irréprochable, fut, comme son camarade, revacciné le 4 mai. Le vaccin fut pris à la même source et inoculé par trois piqûres faites à chaque bras avec la même lancette et par la même personne.

Le huitième jour, l'inoculation n'a donné lieu à aucune éruption vaccinale, mais une des piqûres s'est enflammée, puis elle s'est recouverte d'une croûte assez épaisse, qui cache une ulcération de mauvaise nature.

Cette ulcération, à base indurée, tend continuellement à s'agrandir; elle présente exactement les mêmes caractères et suit la même marche que celle qui est décrite dans l'observation précédente.

Le malade ne put reprendre son service qu'au bout d'un mois et demi.

Il paraissait alors complètement guéri de ce premier accident. Mais, un mois plus tard, il se présentait de nouveau à la visite en accusant un malaise général et des rougeurs sur tout le corps. On l'examine avec attention, et l'on constate chez lui une roséole. — Bientôt le cuir chevelu se couvre de nombreuses croûtes, en même temps que les ganglions cervicaux s'engorgent. — Enfin, aux parties génitales, sur le scrotum et la face interne des cuisses, on voit apparaître un grand nombre de papules plates, incontestablement spécifiques. — Amélioration sous l'influence de la liqueur de Van Swieten.

Quelques semaines plus tard, réapparition des mêmes accidents; il y a de plus des papules plates au pourtour de l'anus et de l'engorgement des ganglions inguinaux. — Continuation du traitement antisyphilitique, et, finalement, disparition totale des accidents.

L'infection syphilitique de ces deux hommes par l'inoculation d'un vaccin impur est ici aussi évidente que possible. Nous croyons cependant utile de faire remarquer que, dans la séance où ils furent vaccinés, plusieurs autres militaires avaient été inoculés avec le même instrument et le même vaccin, sans que chez eux il se soit rien présenté d'analogue à ce qui a été observé chez leurs deux camarades.

(D'après la relation du Dr Jules Lecoq, chirurgien-major au 1er régiment d'infanterie de marine à Cherbourg. — V. *Gazette des hôpitaux*, 1859, p. 598.) — P.

NOTE XI

ÉPIDÉMIE OU PSEUDO-ÉPIDÉMIE DE SYPHILIS, AU COURS DE LA GUERRE DE SÉCESSION D'AMÉRIQUE.

La lecture attentive des rapports des chirurgiens américains sur les accidents survenus à la suite de la vaccination chez des centaines de soldats, pendant la guerre de sécession d'Amérique, ne permet pas de faire dériver, au moins *d'une façon certaine*, ces dits accidents (de nature syphilitique non douteuse pour nombre de cas) d'une contamination vaccino-syphilitique. En effet, les soldats, affolés par la terreur de la variole qui décimait les troupes à ce moment, *se vaccinaient les uns les autres*, sans attendre que les vaccinations fussent pratiquées régulièrement par les médecins désignés pour cet office ; et, suivant cette idée répandue parmi eux « que la protection conférée contre la variole par la vaccine est d'autant plus sûre que les pustules auxquelles on puise le virus vaccin sont plus largement développées », ils puisaient pour leurs inoculations mutuelles « aux *pires ulcères* qu'ils pouvaient trouver ». Or, « ces pires ulcères », comme l'établit l'enquête des médecins, n'étaient point des pustules vaccinales plus ou moins ulcérées, mais bien de véritables chancres ou de véritables ulcérations syphilitiques. De telle sorte que ce n'était même pas, au moins pour nombre de cas, une inoculation vaccino-syphilitique que se pratiquaient ainsi les soldats les uns aux autres, mais bien une *inoculation de virus syphilitique*, purement et simplement.

De là, en tout cas, résulta, paraît-il, une véritable épidémie de syphilis.

L'origine de cette épidémie aurait été la suivante.

Un soldat fut vacciné, étant en permission, avec du vaccin pris sur une fille de mauvaises mœurs. De retour au camp, il servit de vaccinifère pour un assez grand nombre de ses camarades, qui tous présentèrent, d'abord, des ulcères de mauvaise nature sur le siège même des piqûres, puis, plus tard, des accidents généraux dûment syphilitiques.

Pour la raison donnée plus haut, d'autres soldats choisirent ces ulcères en vue d'y puiser le virus préservateur de la variole. Tout naturellement, des accidents de même ordre, c'est-à-dire de contamination syphilitique, ne manquèrent pas de se produire, et, servant ensuite à des inoculations nouvelles, déterminèrent des contaminations nouvelles. — Et ainsi de suite.

Pas une seule fois il n'est mentionné, à propos de tous ces cas, dans les rapports d'où nous extrayons ces détails, que les vaccinations aient été suivies, comme symptômes de début, du développement des pustules ordinaires, normales, de la vaccine.

Finalement, en admettant que les choses se soient passées comme il vient d'être dit, reste la question, non élucidée par les chirurgiens américains, de savoir si, déjà, lorsqu'on prit « le vaccin » sur le bras du premier vaccinifère, on ne puisa pas *à un chancre syphilitique consécutif à une infection cette fois-là, il est vrai, vaccino-syphilitique.*

En sorte qu'au total on manque de renseignements pour décider s'il s'est agi, dans les cas en question, de contaminations syphilitiques d'origine vaccinale ou de contaminations syphilitiques par inoculation pure et simple du virus syphilitique. Il est bien possible que, pour un certain nombre de cas, l'infection ait été d'origine *vaccinale*. Mais, à en juger par les documents dont nous disposons, il semble plus vraisemblable que le plus souvent elle soit issue d'une source exclusivement *syphilitique*, et que le vaccin y soit resté étranger. — P.

(*Vaccination, spurious vaccination, Circular n°* 2, *by Joseph Jones, président du conseil de santé de l'État de la Louisiane. — Baton rouge*, 1884, p. 331 à 339.)

NOTE XII

DES SYPHILIS PSEUDO-VACCINALES.

(*Syphilis latentes entrant en activité à la suite et peut-être sous l'influence de la vaccine*).

I. — « En 1838, M. le Dr Boucher, médecin vaccinateur à Versailles, dans une tournée qu'il fit à Marly-le-Roi, compta au nombre de ses opérés un enfant des époux X... Cet enfant, âgé de quatorze mois, d'une constitution robuste, et qui jusqu'alors avait paru jouir de la santé la plus parfaite, n'avait, au dire de ses parents, jamais eu « *une rosée de mal* sur le corps ». La première période de l'inoculation n'offrit rien de particulier. Ce ne fut qu'entre la deuxième et la troisième (dès le sixième jour) qu'il apparut, sur les bras d'abord, sur la figure et sur tout le corps ensuite, de nombreuses et larges pustules, laissant à leur suite des ulcérations à fond grisâtre et à bords coupés à pic.

« Les parents n'ont pas manqué d'en accuser la vaccine qui, disaient-ils, provenait d'un enfant malsain. Et cependant le virus fourni pour l'opération l'avait été par le même sujet pour les autres enfants de la commune et des pays environnants, sans que rien de semblable ait été observé chez eux. »

Le Dr Piton, appelé quelques semaines seulement après le début du mal par les parents de l'enfant, reconnut la nature syphilitique de l'éruption et institua le traitement spécifique. Malgré ses soins, l'enfant succomba.

« A quelque temps de là, raconte le Dr Piton, les époux

X... eurent un second fils chez lequel tout s'est passé de la même manière que chez le premier. L'enfant fut d'une santé brillante jusqu'au moment de la vaccination. Il subit cette opération à treize mois, par les mains du même docteur, M. Boucher. A la même période de l'inoculation, les mêmes phénomènes se déclarèrent; et, quand on me le présenta, indépendamment des nombreuses pustules qui couvraient tout le corps, un énorme *lupus* avait dévoré la joue droite dans l'étendue d'une pièce de cinq francs et au delà, à tel point que, quand la bouche était ouverte, on voyait, à travers la joue, s'y mouvoir la langue et les arcades dentaires s'y dessiner parfaitement. »

Cette fois, grâce au traitement qui fut seulement local (plumasseaux de charpie, enduits d'onguent mercuriel double, appliqués sur la plaie), l'enfant guérit.

« Évidemment dans ces deux cas, conclut le Dr Piton, la vaccine n'a été que *la cause déterminante* de l'affection syphilitique. »

(*Journal des connaissances médico-chirurgicales*, 1844. Premier semestre, p. 108 et 109.)

II. — « Je trouve dans une revue allemande, dit Viennois, un article intitulé : *Remarques sur trois nouveau-nés syphilitiques qui furent vaccinés par le Dr Friedenger*. Dans cet article, on voit deux enfants atteints de syphilis latente, et un atteint de roséole au moment de la vaccination. Chez ces trois enfants les boutons de vaccin furent très beaux, mais se développèrent lentement.

« Dans un des cas de syphilis latente, l'enfant (obs. 1), âgé de six ans, vacciné le 17 février 1859, eut des plaques muqueuses confluentes à la bouche et à l'anus; la voix devint rauque ; il se développa quatre boutons vaccinaux, larges, excoriés par le grattage. L'auteur fait remarquer qu'à la chute des croûtes vaccinales, on ne vit qu'une cicatrice, sans ulcération, à la place des piqûres. — Tous les autres enfants qui avaient été vaccinés avec le même vaccin restèrent parfaitement sains.

« L'enfant qui fait l'objet de la deuxième observation

avait aussi une syphilis latente; il fut vacciné, au mois de juin 1853, à l'hôpital. Il avait toutes les apparences de la santé; mais, tandis que les autres enfants vaccinés présentaient les plus belles pustules vaccinales, celui-ci, après avoir eu une vaccine régulière, fut affecté d'une syphilis bulleuse confluente. Il mourut d'épuisement, et les renseignements ultérieurs apprirent que la mère avait toujours joui d'une excellente santé avant et pendant sa grossesse, mais que le père, d'une constitution détériorée, avait souffert de la syphilis. De plus, la mère avait elle-même observé, à la naissance de l'enfant, deux petites bulles, probablement de pemphigus, siégeant entre les orteils, comme cela se rencontre souvent chez les nouveau-nés syphilitiques.

« La troisième observation, que je ne puis que résumer, est relative à un enfant né le 8 février 1859, avec une roséole syphilitique et un psoriasis palmaire et plantaire. Cet enfant fut vacciné le 14 par quatre piqûres. Les pustules se développèrent rapidement, mais elles n'acquirent que tardivement leur grosseur normale; cependant, le 28 février, elles avaient acquis un volume tel qu'elles auraient pu servir à une vaccination ultérieure. Le cinquième jour après la vaccination, les taches que nous avons signalées précédemment se multiplièrent et persistèrent; ce qui fait croire à l'auteur qu'elles tiennent à la syphilis plutôt qu'à la fièvre vaccinale, dont les éruptions passent au bout de quarante-huit heures. L'enfant mourut quelques jours après.

« Je viens de rapporter quelques-unes des observations du Dr Friedenger. Dans une lettre fort obligeante qu'il m'a adressée, il m'apprend que ces remarques ont été souvent confirmées, depuis la publication de ces faits, dans la presse allemande. »

« Voici, enfin, une observation dont j'ai été témoin et qui tend à conclure dans le même sens.

« Henri Pardon naquit à Lyon avec des symptômes syphilitiques. Un traitement spécifique fut administré à la mère, qui le nourrissait. Sous son influence, les accidents que présentait l'enfant (plaques muqueuses confluentes autour de l'anus et dans la bouche, éruption générale, etc.) disparurent. M. le Dr Gubian fils le vaccina à l'âge de dix mois, et pratiqua quatre piqûres sur le bras droit, trois sur le bras gauche. Le vaccin se développa normalement; jamais boutons vaccinaux ne parurent aussi beaux. Les croûtes tombèrent, laissant de très belles cicatrices qui n'ont jamais été le siège d'aucune ulcération. Mais, le quatrième jour de la vaccination, les parents virent se développer un exanthème syphilitique des mieux caractérisés, avec plaques muqueuses confluentes autour de l'anus, et accusèrent la vaccine.

« Je fis constater le diagnostic par M. Rollet, chirurgien en chef de l'Antiquaille. — On reprit le traitement spécifique administré à la nourrice, et tout avait disparu trois semaines plus tard.

« Je suis donc porté à conclure, comme Friedenger, que, lorsqu'un individu en puissance de syphilis se fait vacciner, la vaccination peut faire développer chez lui non un accident local, mais des symptômes constitutionnels, une éruption générale, par exemple. »

(*De la transmission de la syphilis par la vaccination*, par M. le Dr Alexandre Viennois. *Archives générales de médecine*, juin 1860.) — P.

NOTE XIII

TRANSMISSION OPÉRATOIRE DE LA SYPHILIS DANS LA PRATIQUE DE LA VACCINATION

Par le Dr R.-W. Taylor, de New-York.

« L'observation que je vais relater est intéressante à double titre : d'abord, parce qu'elle est un exemple de transmission de la syphilis par la vaccine avec contagion par le sang, et, en second lieu, parce qu'elle nous enseigne les moyens d'éviter à l'avenir un semblable malheur.

En parcourant mes salles, à l'hôpital de la Charité, le 26 janvier de cette année (1876), je fus prié par le médecin résidant, le Dr Fullilove, de voir l'enfant d'une femme condamnée à la réclusion, lequel présentait, d'après mon confrère, une éruption suspecte. C'était un bel enfant, âgé de presque neuf mois, et n'ayant jamais été soigné et nourri que par sa mère. Le corps était couvert d'une superbe et franche roséole qui paraissait bien être de nature syphilitique. — Autour de l'anus se voyaient deux ou trois papules excoriées, constituant en toute évidence des condylomes au début. Les téguments circonvoisins semblaient affectés d'eczéma fissuraire, cè qui était le fait de l'inflammation spécifique et de l'humidité des parties. — Si j'avais eu le moindre doute sur la nature de cette roséole, l'examen du menton et des parties avoisinantes l'eût entièrement dissipé. En effet, il existait en ces points de nombreuses macules de coloration cuivrée, c'est-à-dire cette forme de roséole comme fanée que l'on rencontre si souvent dans cette région chez les enfants syphilitiques, et qui coexiste d'une façon particulièrement fréquente avec des éruptions papuleuses. — Les ganglions lymphatiques étaient augmentés de volume, durs et non douloureux.

L'enfant paraissait maussade et triste. D'après la mère, depuis une dizaine de jours, il était malade et refusait le sein. Bref, son état général avait beaucoup souffert.

Je ne trouvai, ce jour-là, aucune lésion du côté de la bouche.

Sur le bras droit, un peu au-dessous du deltoïde, je découvris une plaque indurée assez large et saillante. Cette plaque avait la forme d'un ovale et mesurait 25 millimètres de longueur sur une largeur de 12 millimètres. Elle était comme enchâssée au milieu des téguments dont la séparait nettement le contour dur de ses bords, ce qui permettait, lorsqu'on la saisissait entre les doigts, de l'isoler facilement. La surface en était plane, non granuleuse, mais saignant avec facilité; elle s'élevait d'environ un demi-millimètre au-dessus du niveau des tissus périphériques.

Les ganglions axillaires, bien qu'ils fussent gros et durs, ne répondaient pas cependant à ce qu'ils sont d'habitude dans les cas de chancre syphilitique du bras.

Je n'en soupçonnai pas moins que cette lésion du bras pouvait bien être un *chancre induré*, et que ce chancre était par suite l'origine de l'éruption générale qui existait sur le corps.

Je déclarai, en outre, que nous avions affaire à une *syphilis acquise*.

C'est par l'examen des accidents constatés sur l'enfant que j'arrivai à formuler ainsi mon avis. D'une part, en effet, il s'agissait d'une première poussée syphilitique et non d'une récidive, l'enfant n'ayant présenté aucune autre éruption avant celle-là. D'autre part, l'aspect de l'ulcère du bras était tel qu'on ne pouvait y voir autre chose qu'un accident primitif.

Enfin, le siège du mal me fit penser que l'enfant avait été infecté *par la vaccination*.

Mais ce qui me fortifia encore dans mon idée, ce fut l'absence d'accidents du côté de la bouche ; le poison syphilitique n'avait évidemment point pénétré par cette voie dans l'organisme de l'enfant.

Ces faits une fois acquis, en vue de légitimer les soupçons que j'avais conçus, j'ouvris une enquête auprès de la mère de l'enfant et auprès de la fille de salle sur les antécédents du baby et sur les diverses phases de sa santé depuis trois mois. J'obtins de la sorte les renseignements que voici.

La mère, d'abord, que j'interrogeai avec grand soin, nia avec énergie tout antécédent syphilitique, et l'examen minutieux que je fis de sa personne me convainquit pleinement de la véracité de ses allégations.

D'après la doctrine qui veut qu'une mère indemne de syphilis puisse engendrer un enfant syphilitique, la maladie dérivant alors d'une origine paternelle, je m'enquis des antécédents du père de l'enfant, et, autant qu'une enquête sérieuse m'autorisait à le faire, je considérai cet homme, de par les résultats de cette enquête, comme étant parfaitement sain.

Je dois dire d'ailleurs que les circonstances auxquelles se rattachait l'infection de l'enfant établissaient si clairement une syphilis acquise après le sixième mois (et non une syphilis héréditaire) que je ne voyais pas, pour moi, la nécessité des enquêtes précédentes. Je les instituai néanmoins, afin qu'il ne pût rester l'ombre d'un doute sur la provenance de la contamination syphilitique. Au reste, voici ce qui a trait à l'enfant lui-même.

Cet enfant naquit au mois de mars 1875. Il était d'une santé parfaite, et cet état de santé ne s'est modifié que quelques jours avant celui où j'ai été appelé à le voir pour la première fois. — Sa mère fut envoyée à la maison de correction en juillet, et elle y est constamment restée depuis lors. Elle seule, dès le moment de la naissance de son enfant, a pris soin de lui ; elle seule l'a nourri, et jamais elle ne l'a fait boire à un biberon. — J'épuisai toutes les investigations dans le but de savoir si l'enfant avait offert des signes de syphilis héréditaire, ou s'il avait pu être contaminé par l'allaitement, soit naturel, soit artificiel. J'acquis ainsi la pleine certitude qu'il n'avait pas apporté en naissant le germe de la maladie, et qu'il ne l'avait pas contracté davantage par voie d'allaitement. J'ajouterai, enfin, que des recherches analogues furent faites par mes collègues de l'hôpital, les docteurs Kitchen, Sturgis et Franckel; que, sur mon désir, le Dr F.-P. Foster se livra également de son côté à une enquête sérieuse ; et que tous aboutirent aux mêmes résultats que moi.

Au commencement de novembre, il fut prescrit, par décision administrative, de vacciner un certain nombre de sujets de la maison de correction, et l'on désigna parmi eux cet enfant et sa mère. Les registres témoignent que, le 7 novembre, vingt personnes environ furent ainsi vaccinées. Je vais résumer en quelques mots les faits tels qu'ils se sont passés.

La vaccination fut pratiquée par un médecin qui se servait d'un scarificateur ordinaire à lames. — Le vaccin, contenu dans des tubes, avait été fourni par le Conseil de santé. — Le médecin vaccina les vingt personnes susdites l'une après l'autre, avec le même instrument. Après avoir opéré sur un sujet, il passait de suite au suivant. On sut d'une façon péremptoire qu'il ne nettoyait pas son scarificateur pour chaque nouvel individu, mais qu'il l'appliquait rapidement et sans interruption sur le bras de chacun. Inutile d'insister sur la preuve de ce fait; elle existe sans aucun doute possible.

L'enfant fut vacciné immédiatement après une jeune femme, prostituée de profession. Avant elle, six adultes, environ, avaient été inoculés de la façon que je viens d'indiquer. — Je ne saurais omettre de dire que la mère et la surveillante ont toutes deux fait la remarque que le médecin avait fait passer *directement* le scarificateur du bras de la prostituée sur celui de l'enfant. — Plusieurs autres individus furent ensuite vaccinés, et, parmi eux, un autre enfant ; mais aucun ne fut infecté, comme l'a établi l'enquête.

Pour en revenir à notre enfant, l'inoculation vaccinale réussit sur lui. Une pustule se développa. Cette pustule eut une marche régulière, une évolution absolument classique. Elle se recouvrit de sa croûte habituelle, qui sécha, se détacha et fut retrouvée par la mère dans le petit lit de l'enfant vers le seizième jour. Mais la mère, comme elle le raconte, vit bien qu'il restait sur le bras une légère excoriation ; il est vrai qu'elle avait déjà vu se produire ce même fait chez deux autres enfants. Pour panser et isoler ce bobo, elle y appliqua, dit-elle, un linge de la plus entière propreté. Or, au lieu de guérir, le mal fit des progrès ; la lésion s'étendit et peu à peu devint saillante. — Pendant la durée de l'évolution de la vaccine et pendant tout le temps que le bras fut malade, aucune personne autre que la mère ne soigna l'enfant, ne le prit dans les bras, ne le toucha.

Vers le premier décembre, l'excoriation primitive était devenue une large ulcération surélevée, et c'est alors que M. Fullilove la vit. A ce moment, elle était un peu moins grande qu'à l'époque où je la vis moi-même ; j'en ai déjà indiqué les principaux caractères.

Sauf un léger accroissement de l'ulcération, la mère ne remarqua rien de particulier chez son enfant pendant le mois qui suivit.

Mais, vers le milieu de janvier 1876, cet enfant pâlit, commença à maigrir, puis refusa le sein. — Une éruption apparaissait bientôt sur ses fesses. — Quelques jours après, j'étais appelé à l'examiner, et je constatai sur lui les lésions que j'ai précédemment décrites.

Pour compléter l'historique de ce cas, j'ajouterai que l'enfant fut soumis aux onctions mercurielles, qu'on lui fit prendre du fer et du quinquina, et qu'il fut recommandé à sa mère de le sortir chaque jour au grand air, pendant deux heures, quand il ferait beau. Sous l'influence de ce traitement l'état général s'améliora très vite et l'éruption disparut. — Pendant tout le temps que l'enfant resta en observation, nous avons surveillé sa bouche avec soin ; nous n'eûmes à soigner que quelques plaques muqueuses; nous fîmes porter à la mère un bout de sein pour la protéger contre la contagion.

Au commencement de mars, le traitement mercuriel ayant été suspendu par mesure de prudence, il reparut une légère poussée de papules syphilitiques. Mais, sous tous les autres rapports, l'enfant était mieux. — Les ganglions lymphatiques avaient beaucoup diminué de volume.

Examinons maintenant l'évolution chronologique de cette syphilis. Nous devons comparer les dates d'apparition qu'on nous indique pour les accidents primitifs et pour les accidents secondaires, ce qui nous permettra de décider si ces renseignements concordent avec les lois bien connues régissant la marche de la maladie. Nous rechercherons plus tard le mode de contagion; admettons, jusqu'à nouvel ordre, qu'il a pris sa source dans la vaccine, ainsi que nous avons cru pouvoir le dire.

Le poison syphilitique a été déposé sur le bras de l'enfant le 7 novembre, en même temps que le virus vaccin. Les choses ont suivi leur cours normal, et nous ne voyons apparaître aucun accident jusqu'au vingtième jour, où l'on découvre une petite papule excoriée. La période d'*incubation*, ou, pour mieux dire, celle qui a précédé l'apparition de la lésion initiale a donc duré environ *vingt jours*. Cette période de temps concorde avec ce qui s'est passé dans des cas bien étudiés; aussi est-ce une preuve en faveur de l'idée d'une vérole transmise par la vaccination.

D'autre part, la lésion initiale s'étant montrée à peu près le 27 novembre, et les accidents secondaires étant apparus du 10 au 14 janvier, nous voyons que l'incubation de cette seconde période a duré environ *quarante-six jours*, ou à peu près sept semaines. Ces données concordent encore parfaitement avec ce que nous savons relativement à l'évolution normale de la maladie; car, d'ordinaire, l'on ne compte pas moins de six semaines et pas plus de huit semaines pour l'incubation de la période secondaire.

Aussi je pense qu'on ne saurait conserver le moindre doute sur l'origine de cette syphilis, puisque la chronologie des accidents spécifiques assigne rigoureusement à la vaccine l'échéance où a dû se faire la contamination syphilitique.

Il nous reste cependant un point encore à élucider, et ce point est celui-ci : De qui provenait le sang contagieux? Ici, j'ai la chance de pouvoir parler d'une façon très précise ; car, depuis lors, j'ai appris que la jeune prostituée vaccinée immédiatement avant notre baby était atteinte d'une syphilis dont le début remontait à six mois et qui s'était traduite par diverses manifestations générales, telles que : syphilide papuleuse, plaques muqueuses, angines, douleurs nocturnes, etc. Faiblement traitée à l'apparition de ces lésions, elle ne faisait plus rien depuis quatre mois, quand on la vaccina.

Si l'on considère l'état de cette femme, on ne saurait douter que son sang ne fût contagieux à un haut degré, puisqu'elle n'avait pas subi un traitement suffisant. Et, de plus, il est probable que, même si elle eût été convenablement soignée, son sang eût encore pu servir à transmettre la syphilis, au moins pendant la première année d'existence de celle-ci.

Au total donc, étant donné, d'une part, que cette femme était en puissance de syphilis active et qu'elle fut vaccinée juste avant l'enfant ; étant données, d'autre part, la méthode de vaccination, les circonstances dans lesquelles cette vaccination fut pratiquée sur l'enfant, la date où elle eut lieu et la chronologie des accidents manifestement syphilitiques qui apparurent à la suite chez cet enfant, on ne saurait conserver le moindre doute sur l'origine de la syphilis de celui-ci.

Je puis, en conséquence, tirer de tous ces faits les conclusions suivantes :

1° L'enfant n'était pas atteint d'une syphilis héréditaire ; — la maladie a éclaté chez lui sous l'influence de l'inoculation vaccinale ;

2° Il est la victime d'une syphilis acquise, qui a pénétré par le bras en même temps que le virus vaccin ;

3° Le poison syphilitique provient du sang ou des débris

épithéliaux restés sur les lames du scarificateur et portés directement du bras de la prostituée sur le bras de l'enfant.

Nous sommes donc en présence d'un cas non douteux de contamination syphilitique par le sang pendant la vaccination.

Je ne veux pas pour l'instant m'occuper d'une façon générale de la syphilis issue du vaccin. Mais je ne puis m'empêcher d'appeler l'attention sur les enseignements qui ressortent du fait qu'on vient de lire, non plus que de faire observer à ce propos combien il est curieux de voir deux virus, associés d'une façon fortuite, évoluer chacun suivant son type normal.

Nous voici donc bien et dûment avertis que, dans la pratique de la vaccination, on peut communiquer la vérole d'un individu à un autre au moyen d'un instrument malpropre, mal essuyé.

Aussi, quand on devra vacciner un certain nombre de sujets les uns après les autres, comme c'était ici le cas, on devra s'imposer l'obligation d'employer pour chaque personne un nouvel instrument; ou bien, si l'on ne dispose que d'un seul, on aura soin de l'essuyer avec les plus grandes précautions, avant de s'en servir pour un autre sujet. Il est tellement probable que, sur un certain nombre d'individus, on en rencontrera un ou plusieurs affectés de syphilis, qu'on ne saurait trop se mettre en garde contre le danger de transmettre la vérole de l'un à l'autre.

L'indication est donc formelle : *on ne doit employer en vaccinant qu'un instrument d'une propreté irréprochable.*»

(*Archives of dermatology,* avril 1876, p. 203 à 210.)

NOTE XIV

VACCINE ANIMALE

La conclusion pratique qui dérive de ce travail étant celle-ci : urgence de l'adoption générale, uniforme, unique, de la vaccine animale, un court plaidoyer en faveur de cette vaccine peut, me semble-t-il, trouver place ici.

Or, la cause de la vaccine animale vient d'être brillamment soutenue (on peut, je crois, dire gagnée) devant l'Académie de médecine par M. le Dr Hervieux, l'un de ses plus fervents défenseurs ; et déjà quelques-uns des arguments de ce savant maître ont été reproduits au cours de ces leçons. Nous n'avons donc, pour atteindre le but que nous nous proposons actuellement, qu'à puiser largement au dernier rapport de M. le Dr Hervieux.

On pourra se rendre compte, d'après les extraits qui vont suivre, que dans ce rapport l'auteur s'appuie, pour recommander la vaccine animale à l'exclusion de la vaccine humaine, non pas sur de simples idées théoriques, mais sur des milliers de faits expérimentaux, et qu'il a pris soin de réunir à ses observations personnelles celles de tous les hommes ayant qualité comme lui pour se prononcer sur cette question.

« Le principal avantage de la vaccine animale, déclare M. Hervieux, celui que Depaul s'est évertué à établir par de nombreuses recherches, celui pour la défense duquel il a mis en œuvre toutes les ressources de sa puissante dialectique, celui qui a été en réalité la raison d'être par excellence de la vaccine animale, c'est précisément d'épargner au sujet vacciné le danger d'une contamination syphilitique. En admettant que ce danger soit, comme j'en suis sûr, beaucoup moindre qu'on ne le suppose, il n'en est pas moins constant que l'infection syphilitique constitue une éventualité redoutable dont on peut s'affranchir par la vaccination animale. Un autre mérite du vaccin animal, c'est l'abondance et les facilités admirables qu'il offre pour inoculer dans un espace de temps très court de grandes masses de sujets.

...L'excellence des résultats immédiats fournis par la vaccination animale ne constitue pas un de ses moindres avantages. Il est impossible de ne pas affirmer à cet égard, avec tous les hommes qui se sont occupés de cette question, la supériorité du vaccin animal sur le vaccin jennérien. Depuis que l'Académie, grâce à l'initiative et à l'activité de notre secrétaire perpétuel et à un supplément de subvention qu'il a obtenu du ministère, a pu consacrer une séance par semaine à la vaccination animale, en plus des deux séances traditionnelles du mardi et du samedi, j'ai pratiqué 1917 inoculations dont 362 sur des sujets vaccinés. Or, je n'étonnerai personne ici en disant que, en ce qui concerne ces derniers, il y a eu autant de succès que d'inoculations... Si nous consultons les résultats obtenus par les différents vaccinateurs à l'aide du vaccin de génisse, nous voyons que le chiffre des succès l'emporte généralement sur celui que donne le vaccin humain. Il oscille d'ordinaire entre 97 et 99 p. 100 chez les sujets vaccinés. Quant aux revaccinés, ce chiffre varie de 50 à 70 p. 100.

...Si nous comparons maintenant la pulpe vaccinale glycérinée avec le vaccin jennérien en tubes, la différence est manifestement en faveur de la pulpe, tant au point de vue de l'activité de la matière virulente qu'à celui des résultats obtenus.

Tout le monde sait aujourd'hui que le vaccin animal résultant du râclage de la pustule et préparé sous forme de pâte ou de bouillie grisâtre préalablement triturée dans un petit mortier avec parties égales de glycérine chimiquement pure, on sait, dis-je, que ce produit possède une virulence qui l'emporte de beaucoup, non seulement sur celle du vaccin humain conservé, mais sur celle de la lymphe animale. Je m'empresse d'ajouter que cette supériorité de la pulpe n'existe qu'à une condition, *celle d'être employée peu de temps après la récolte, quelques semaines au plus*, l'activité du virus commençant à décroître sensiblement au bout de ce laps de temps. Il ne faut pas oublier d'ailleurs que la pulpe, même triturée avec la glycérine neutre, est susceptible de s'altérer, de se putréfier, en raison des matières organiques qu'elle contient, sang, fibrine, débris de tissus. Ces réserves faites, la pulpe vaccinale conservée peut être considérée comme étant de beaucoup la plus efficace de toutes les préparations vaccinales. Elle réussit presque toujours là où les plaques et même les tubes chargés de vaccin jennérien ont échoué.

...La vaccination animale permet de réaliser une triple économie : économie de peine, économie de temps, économie d'argent.

1° *Économie de peine*. — Tous les médecins civils et militaires ont été aux prises avec la difficulté souvent insurmontable de se procurer des vaccinifères... Tous, en maintes circonstances, se sont épuisés en efforts répétés pour triompher des préjugés et des appréhensions que leur opposait la sollicitude maternelle... Ce n'est qu'à prix d'argent qu'ils obtenaient l'autorisation de prendre du vaccin sur un enfant, autorisation toujours très limitée et incapable de répondre à toutes les exigences du service (et cela surtout dans les campagnes reculées de certains départements et dans certaines de nos colonies comme l'Algérie, la Tunisie, le Tonkin)... Aussi est-il aisé de comprendre avec quelle faveur a été accueillie dans l'armée la vaccination qui affranchit les médecins militaires de l'obligation toujours si pénible de se mettre en quête de vaccinifères et de solliciter la permission de s'en servir, permission qui a toujours de grandes chances d'être repoussée.

2° *Économie de temps*. — Je rappelle ici pour l'intelligence de ce fait qu'une seule génisse peut servir à vacciner 1,000 à 1,200 hommes et que, en raison de la docilité ou de l'immobilité du vaccinifère, on peut en une heure vacciner de 60 à 80 sujets et même une centaine, suivant l'habileté de l'opérateur. M. Chambon m'a dit avoir souvent pratiqué jusqu'à 2,000 vaccinations en un jour. Joignez à cela la possibilité, en inoculant un certain nombre de génisses à vingt-quatre heures d'intervalle, d'avoir tous les jours un ou plusieurs vaccinifères. Et l'on concevra qu'en temps d'épidémie une digue sérieuse puisse être opposée aux envahissements du fléau.

3° *Économie d'argent.* — Dans son travail sur la vaccination animale dans le 3me corps d'armée, M. Vallin nous apprend qu'il a centralisé à Rouen un service destiné à fournir le vaccin de génisse en quantité suffisante pour tous les besoins de ce corps, c'est-à-dire pour vacciner ou revacciner 5,000 hommes, sans compter la provision de vaccin, desséché et en poudre, nécessaire au matériel de réserve. « Avant cette organisation on était réduit, dit-il, même en payant une prime de 15 francs par vaccinifère, à se contenter de vaccin recueilli sur des enfants malingres, affaiblis par la misère ou une alimentation mal dirigée. La rareté et la cherté du vaccin de bras à bras empêchait de charger largement la lancette et de revacciner une seconde fois les hommes réfractaires à une première tentative. » Or, le prix de revient de chaque inoculation par homme a été de moins de 5 centimes (0 fr., 049)...

...Je ne sais pas ce que l'avenir nous apprendra au point de vue bactériologique sur les dissemblances que pourrait présenter le vaccin dans l'espèce humaine et dans l'espèce animale ; mais j'ai peine à croire que l'on parvienne à constater une différence de nature entre deux liquides donnant lieu à des manifestations locales exactement identiques et produisant les mêmes effets prophylactiques.

...La supériorité de la pulpe vaccinale sur le vaccin jennérien conservé dépend aussi de certaines conditions purement matérielles, irréalisables dans l'espèce humaine. Le râclage énergique de la croûte, de la partie superficielle du derme, des parois et du fond de la pustule, râclage qui permet d'emporter tout ce qui, dans le bouton vaccinal, renferme la plus grande somme de matière virulente, ce râclage, dis-je, constitue une opération qui serait impraticable chez l'homme comme chez les enfants, parce qu'elle serait très douloureuse et susceptible de se compliquer d'accidents inflammatoires plus ou moins graves. Cette opération nous est donc interdite, et, fût-elle possible, elle ne donnerait qu'un produit insuffisant en raison du petit nombre et du petit volume des pustules...

...A l'exception d'une rougeur inflammatoire plus ou moins vive survenue à l'intérieur et autour du triangle vaccinal, je n'ai jusqu'à ce jour observé aucun accident imputable au vaccin animal. Les médecins qui ont pratiqué un plus ou moins grand nombre d'inoculations avec ce vaccin ont signalé la production possible d'accidents semblables à ceux qu'on observe quelquefois à la suite des vaccinations jennériennes : lymphangite, adénite, phlegmon, érysipèle ; mais, si j'en crois le dire de M. Chambon qui a déjà fait 7 à 800,000 inoculations avec le vaccin animal, ces accidents seraient extrêmement rares.

...A côté de quelques autres accidents insolites et exceptionnels, il est une autre variété d'accidents qui, en raison de leur gravité, ne sauraient être passés sous silence, je veux parler des accidents septicémiques. On ne peut méconnaître que la nature de la lymphe, mais surtout de la pulpe vaccinale, expose plus que le vaccin humain à cette terrible complication.

Mais les cas de cette nature sont heureusement fort rares, si on les compare à l'immense quantité de vaccinations qui se pratiquent journellement à l'aide du vaccin animal. Ils seront facilement évités :

1° Si l'on applique rigoureusement les procédés antiseptiques à la préparation et à la conservation de la pulpe ;

2° Si cette pulpe conservée n'est employée pour la vaccination que dans un délai qui ne dépassera pas une quinzaine de jours ;

3° Si l'on évite de s'en servir pendant les grandes chaleurs autrement que pour l'inoculation des génisses.

...Une dernière question, qui a été souvent agitée dans ces

derniers temps, est celle qui se rapporte à la transmission de la tuberculose et des maladies inhérentes à l'espèce bovine.

M. Vallin nous apprend (*Revue d'hygiène*, Paris, 20 septembre 1887, p. 716) que M. Veyssière, sur plus de 60,000 veaux examinés par lui depuis qu'il est directeur de l'abattoir de Rouen, en a trouvé trois seulement présentant les lésions de la tuberculose.

D'une autre part, je relève, dans un travail présenté à la Société des hôpitaux, en février 1885, par M. le professeur Strauss, les faits suivants :

Sur 21,320 veaux tués à l'abattoir d'Augsbourg, Adam n'en a pas rencontré un seul atteint de tuberculose.

A Munich, la proportion des veaux tuberculeux n'a été que de six dix-millièmes p. 100 (0,0006), c'est-à-dire à peine un tuberculeux pour 100,000.

A Lyon, M. Leclerc, inspecteur principal de la boucherie, n'a rencontré, pendant une période de cinq années, que cinq veaux tuberculeux sur environ 400,000 abattus.

Dans sa notice sur l'office vaccinogène central de l'État, à Bruxelles, M. Degivre annonçait, en 1884, que, sur 369 veaux utilisés pour la culture du vaccin animal, pas un seul n'a été reconnu tuberculeux à l'autopsie.

Enfin les recherches de Lothar Meyer, Bollinger, Chauveau et Josserand, Strauss et Vaillard, démontrent que le vaccin recueilli sur des individus notoirement tuberculeux ne transmet pas la tuberculose aux animaux auxquels il est inoculé.

Lothar Meyer (de Berlin) vaccine 11 soldats tuberculeux. Sur les 7 succès il recueille la lymphe des 4 jeunes gens ayant les plus beaux boutons. Cette lymphe, examinée au microscope, ne présente pas de bacilles.

Joseph Ackar a répété ces expériences avec les mêmes résultats.

MM. Chauveau et Josserand ont inoculé intentionnellement par la voie hypodermique ou par injection péritonéale à des cobayes du cow-pox recueilli sur des animaux tuberculeux et mêlé de sang. Cette inoculation est restée inoffensive.

M. Strauss a vacciné 5 femmes tuberculeuses avancées; il n'a pu découvrir de bacilles dans le liquide de leurs pustules. Introduit dans la chambre antérieure de l'œil d'un lapin, ce liquide n'engendra pas la tuberculose. J'en conclus que le danger de l'infection tuberculeuse est improbable et presque chimérique.

Néanmoins, par surcroît de prudence, on pourra toujours, comme on l'a souvent recommandé, n'expédier la pulpe conservée à qui en réclame l'envoi, qu'après que l'animal qui a servi à la récolte du vaccin a été sacrifié et ses viscères examinés. » (Rapport général présenté à M. le ministre du commerce et de l'industrie par l'Académie de médecine sur les vaccinations et revaccinations pratiquées en France et dans les colonies françaises pendant l'année 1887. — Paris, 1888.)

TABLE DES MATIÈRES

PARTIE CLINIQUE.

PROPHYLAXIE.

NOTES ET PIÈCES JUSTIFICATIVES.

1810-88. — CORBEIL. Imprimerie CRÉTÉ.

www.ingramcontent.com/pod-product-compliance
Ingram Content Group UK Ltd.
Pitfield, Milton Keynes, MK11 3LW, UK
UKHW012203240726
13966UKWH00002B/535

9 782011 742636